NonFiction
論創ノンフィクション 004

誰が命を救うのか

原発事故と闘った医師たちの記録

NABESHIMA Soo

鍋島塑峰

誰が命を救うのか　目次

備考 本文中の敬称は、基本的に略した。
原発事故に関連する重大な出来事とその日時は、随時、本文のなかで示した。

プロローグ

東日本大震災から七年を迎えようとしていた二〇一八年二月。パシフィコ横浜で、災害時の医療について研究をおこなう日本集団災害医学会の学術集会が開かれた。南海トラフ地震や首都直下地震、火山噴火や水害時の医療、トリアージなど、医師たちによる数多くの発表のなかで、原発事故についての演題が目をひいた。

「私たちは福島から学べたのか?」

演者は、福島県立医科大学(以下、福島県立医大)の長谷川有史医師。長谷川が所属する福島県立医大附属病院は、東京電力福島第一原子力発電所事故のとき、日本の緊急被ばく医療体制でいうところの「二次被ばく医療機関」、すなわち原子力災害時における傷病者対応の拠点のひとつに位置づけられていた。

長谷川は「関心を持ってくれることに感謝します」と述べてから、原発事故時の状況について、発表をはじめた。

「もしかしたら起きるかもしれない大きな出来事に対する想像力が欠けていたというのは、否定できません。自分の病院が二次被ばく医療機関だという強い意識も持っていませんでした」

原発事故が起こる前まで、原子力災害には〈無関心〉で、原子力防災訓練に参加してこなかったことや、放射線に被ばく、あるいは汚染された負傷者におこなう緊急被ばく医療は、あくまで〈他人事〉だったことなど、当時の気持ちや状況を率直に語っていく。

長谷川は、「原子力安全神話」のもと、原発事故を想定した訓練をほとんど受けないまま震災に巻き込まれた〝素人〟だった。原子炉建屋の爆発で発生した負傷者の受け入れを突如として求められ、選択の余地もなく矢面に立たされた。放射能の量を表す単位であるベクレルと、人が受ける被ばく線量を表す単位であるシーベルトの違いもわからず、その数値が意味することもわからない〈無知〉だったと、発表のなかで吐露(とろ)した。

「いつになったら専門家がやってきて、専門的なアドバイスと専門的な治療をしてくれるんだろう。いつまで素人にこの国は任せておくんだろう」

そんな思いを抱いていた長谷川は、当時、原発で大がかりな爆発が生じ、一〇〇人単位の傷病者が運ばれてくる場合に備えて、突如として対応を迫られた。自分の感情がコントロールできない感情発作に襲われ、冷静に物事を考えることができなくなったという。ホールに集まった医療者たちに、再び原発事故が起こった場合、一般的な医療者がどういう状況になるのかを、考えてほしいという。

「誰かスーパーマンがやってきて、問題を解決してくれるわけではないんです」

学会での発表中、長谷川は当時を振り返りながら、時折、声を詰まらせていた。

三つの原子炉が次々とメルトダウンし、世界最悪レベルとなった東京電力福島第一原発（以下、福島第一原発）の事故。大量の放射性物質が放出され、広い範囲に汚染が広がった。事故直後から、福島は、緊急被ばく医療の最前線となった。

しかし、いわゆる安全神話の下で築かれた医療体制は崩壊していた。前例のない事態に、県内、県外から集まった多くの医師が、看護師が、確たる情報もないまま、極限状況に翻弄された。

「呼吸がおかしい患者さんがたくさんいて、いまにも亡くなりそうじゃないか」

「なんの罪もない人々が、ひどい状態で避難しなければならない悲惨な状況だった」

「原子炉格納容器が破損するのは時間の問題。運が悪ければ、かなりの規模の爆発が起こる」

「毎晩、スタッフがひとりずつ壊れていくんですね。泣き崩れてしまって」

「被ばくして自分たちが死ぬんではないかと……」

「高線量被ばくを受けて、体が溶けていく、朽ちていくことだけは、回避したい」

これらは、現場の医療従事者たちが当時を振り返って語った言葉の一部だ。

指揮命令系統が崩壊するなか、戸惑い、苦しみ、自らの責任で、生と死を左右する重い決断を迫られた現場の医師たち。あのとき現場で何が起こっていたのか——。

本書は医療者たちが、原発事故時に目の当たりにした壮絶な現場の記録である。

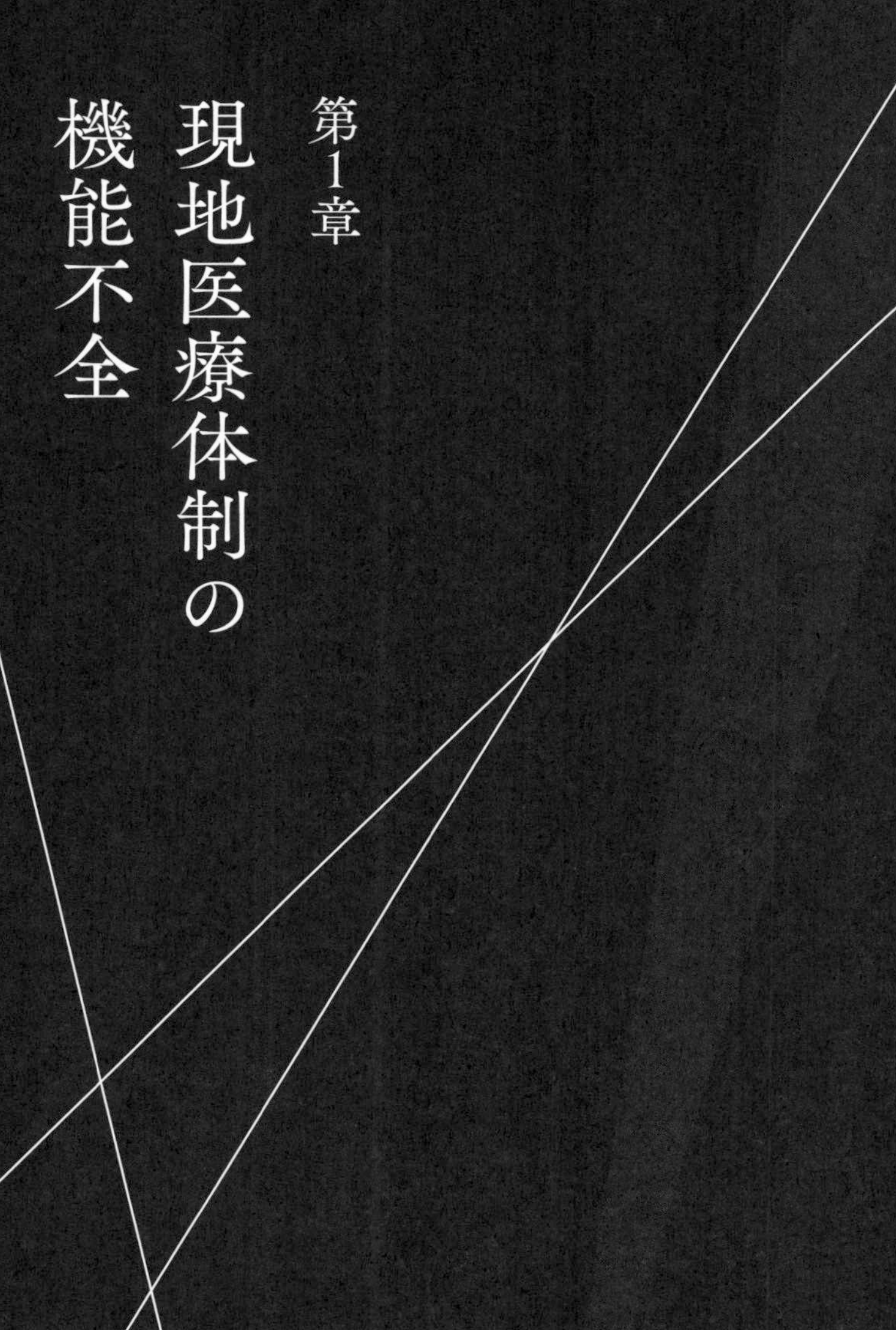

第1章
現地医療体制の機能不全

1　原子力緊急事態宣言

放医研への出動要請

二〇一一年三月一一日一四時四六分。三陸沖を震源とする巨大地震が発生し、のちに「東日本大震災」と名づけられた。地震の規模はマグニチュード九・〇。国内観測史上最大を記録したこの大地震、そして引き起こされた巨大津波は、東北地方の太平洋側の沿岸部一帯に深甚な被害をもたらした。

福島県双葉郡大熊町（おおくままち）と双葉町（ふたばまち）にまたがって位置する福島第一原発も、一五メートルを超える巨大津波に襲われる。一五時四二分、福島第一原発は全電源を喪失。核燃料の冷却ができなくなり、制御不能に陥った。この事態を受けて、一九時三分に菅直人（かんなおと）首相（当時）が原子力緊急事態宣言を発出した。

三月一一日　一九時三分　原子力緊急事態宣言

一九九九年に施行された原子力災害対策特別措置法では、以下の場合に、原子力施設の事業者から主務大臣や施設が立地する都道府県の知事などに通報することを義務づけている。

ひとつは原子力施設から政令に定める基準値以上の放射線が検出された場合、もうひとつは原子炉そのものの損傷またはそれが予測される事態が発生した場合である。特に後者の場合、首相（＝内閣総理大臣）は直ちに原子力緊急事態宣言を公示しなければならない。

この宣言に先立つ段階から、対応をはじめた医療者たちがいる。福島第一原発からおよそ二〇〇キロ離れた千葉にある放射線医学総合研究所（以下、放医研）の職員たちである。放医研では、一七時の時点で職員が緊急被ばく医療施設に参集し、事態の進展に備える態勢を取りはじめていた。そして菅首相による緊急事態宣言を受け、傷病者の受け入れや職員の現地への派遣を想定した準備が進められた。原子力災害対応のはじまりである。

この間の放医研の動きを理解するためには、日本における緊急被ばく医療体制について概略を押さえておく必要がある。

日本で緊急被ばく医療体制が整えられたのは、一九九九年に起きた東海村ＪＣＯ臨界事故を契機としたものだった。同年九月三〇日、茨城県那珂郡東海村にある住友金属鉱山の子会社ジェー・シー・オー（以下、ＪＣＯ）の核燃料加工施設で、作業ミスからウラン溶液が臨界（原子炉などで、原子核分裂の連鎖反応が一定の割合で継続している状態）に達し、至近距離で中性子線を浴びた作業員三名のうち二名が死亡した事故である。日本では、事故による放射線被ばくで死者が出た初めてのケースだった。

この事故を受けて、将来、同じような被ばく患者が発生した場合に迅速に対応することを目的として構築されたのが、緊急被ばく医療体制である。これによって、原子力事業所の立地道県を対象に、全国五九の病院が初期被ばく医療機関としての指定を受けた。原子力災害で発生した傷病者を最初に受け入れ、初期診療をおこなうことがその役割だ。

そのとき、患者の受けた放射線の線量が高いなどの理由で、初期被ばく医療機関では対応できないと判断された場合、患者はより専門的な診療を施す能力のある別の病院に移送されることになっていた。それが二次被ばく医療機関だ。

それでも手に負えないと判断されたとき、最後の受け入れ先として想定されていたのが三次被ばく医療機関であり、これは東日本の放医研と西日本の広島大学のみが指定を

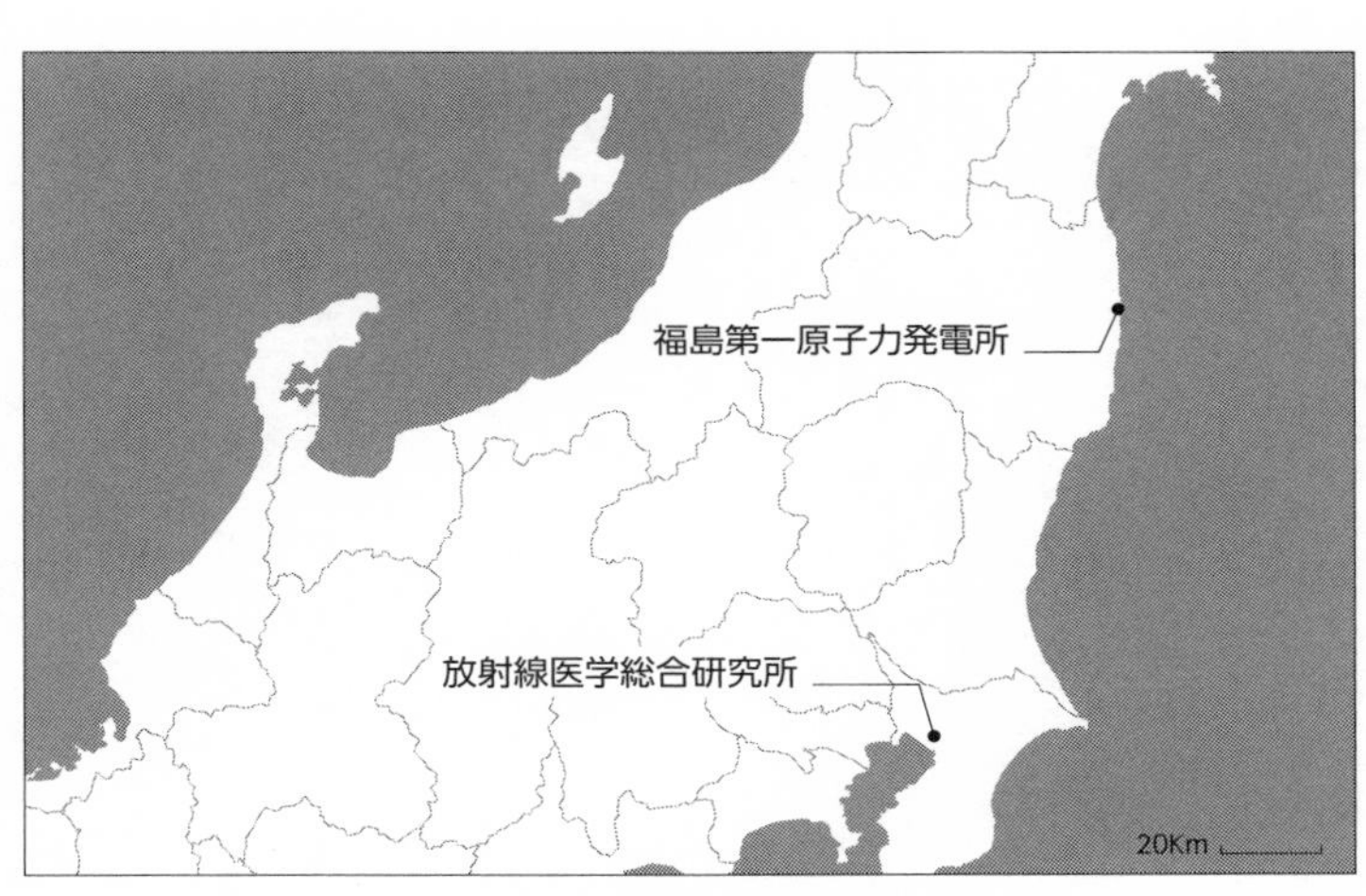

放医研と福島第一原発

受けていた。特に放医研は、日本の被ばく医療機関の中核と位置づけられていた。福島で原発が被災したのに際して、まっさきに待機の姿勢を取ったのは、そういう理由によるものである。

放医研に対して、文部科学省（以下、文科省）の非常災害対策センターから正式な要員派遣要請があったのは一二日の午前二時半ごろ。それに応じて翌朝の八時ごろには、放医研の三名からなる第一陣の派遣チームが、自衛隊のヘリコプターで現地に向けて飛び立つことになる。医師と放射線計測の専門家、そして看護職の福島芳子（ふくしまよしこ）である。

震災発生当夜のことを、福島が振り返る。

「原子力発電所が危ないという情報は、放医研内の専門の部署から入ってきていて、待機してほしいと一一日の深夜には言われていました。現地に派遣されるということは、放医研に患者さんを受け入れることになる可能性もあるわけです。だから、出発する前に患者さんを受け入れるための部屋の準備などをしていました」

福島らはまた、現地で被ばくする事態などを想定して、安定ヨウ素剤やプルシアンブルーなど薬剤の準備も進めていた。前者には、甲状腺（こうじょうせん）に蓄積されやすい放射性ヨウ素131をブロックする効能が、後者には、放射性セシウムを体外へ排出する効能がある。

「現場での活動を想定した訓練はそれまでもおこなっていましたので、私としては、通常の訓練どおりのことを、今回は任務としておこなうのだという意識でいました。現地での私たちの役割は防災基本計画に書かれていましたし、政府のマニュアル（原子力災害対策マニュアル）もあったので、それに従って行動すべく待機する姿勢になっていたということです。線量計やユニフォームなどの資機材も、緊急被ばく医療チームのものを持っていくように準備していました」

放医研で福島らが準備を進めるさなかに、政府は住民への避難指示において早くも錯綜（さくそう）する。そもそも、東京電力（以下、東電）が、国に対して、緊急事態を知らせる通報をおこなった時点で、直ちに発出すべきとされていた原子力緊急事態宣言が実際に公示されたのは、通報から二時間あまりが経過してからのことだった。

そして国が、原発から半径三キロ圏内の住民への避難指示（および、半径一〇キロ圏内の屋内退避指示）を下したのは、そのさらに二時間あまりあとの二一時二三分である。

じつは福島県は、政府から避難指示が一向に示されないことに危機感を募らせ、国が避難指示を出すおよそ三〇分前の二〇時五〇分に独自の判断で、半径二キロ圏内の避難指示を発出していた。県と国から相次いで出された二重の異なる指示が、当時の混乱した状況を物語る。

原発の全電源喪失と平穏な上空

そして、前述のとおり、福島第一原発は津波によって全交流電源を喪失する。すべての冷却機能が失われ、炉心冷却機能も順次停止した。その結果、燃料棒被覆管（放射性物質を原子炉から外部に漏らさないための壁）が損傷し、閉じ込められていた放射性物質が放出。水蒸気との化学反応により大量の水素も発生し、原子炉を覆う格納容器の内部の圧力が高まった。

格納容器が壊れるのを防ぐためには、内部の空気を放出する「ベント」と呼ばれる減圧作業をおこなう必要があり、一二日の午前〇時過ぎには1号機のベントが検討されはじめていた。未明には海江田万里経済産業大臣（当時）から1号機ベントの指示が下されたが、近隣住民の避難がなされたかどうかの確認や作業そのものに手間取っていた。

こうしたなか、一二日午前五時四四分、官邸は二度目の避難指示を発出した。避難区域が半径一〇キロ圏内にまで拡大されたことで、約五万人の住民が対象となった。ただしこの指示は、1号機のベントが一向に実施されないことから、半径三キロ圏内の避難区域指定で十分であるかどうかが不明である、という理由のみに基づいて決定されたものにすぎず、なんら合理的な根拠に根ざすものではなかった。

三月一二日 八時ごろ 放医研 緊急チーム出動

事態が進展するさなか、一二日午前八時ごろ、モニタリングカー（環境中の放射線を測定する機材を搭載した車）で放医研のヘリポートに移動した福島ら第一陣は、前日までに動作確認をすませておいた放射線測定機材と医療資機材を積み込み、自衛隊のヘリに乗り込んだ。こうして現地に向かったのだが、このとき、原発の具体的な状況について、福島は情報を手にしていなかった。

「ヘリが向かう途中で、海沿いの様子が見えました。津波の跡がひどいのはわかりましたが、朝は天気がよくて、第一原発のあたりを上空から見る限りでは平穏そのものに見えました。特段変わったところがあるようには見えませんでしたね。それもあって、あそこまで深刻な事態に立ち至ることになるとは、この時点では想像もしていませんでした」

放射線計測の専門家も、ヘリに持ち込んだ数種類の線量計のどれも針が振れず、通常となんら変わらないことから、事態を楽観視していたと証言している。

「何か特別なことが起きているという実感はまったくありませんでした。帰りをどうしようかなと。自衛隊は私たちを運んだあと、すぐいなくなってしまうだろうから、帰りに千葉に向かう電車があるかな、なんて考えていただけでした」

これまでに積んできた訓練どおりに行動し、原子炉の冷温停止を確認したうえで、避難住民らに速やかな帰宅を促すこと――。このときの福島らの頭にあったのは、そういうことでしかなかった。しかし、派遣先がどこになるかということも、現地での活動内

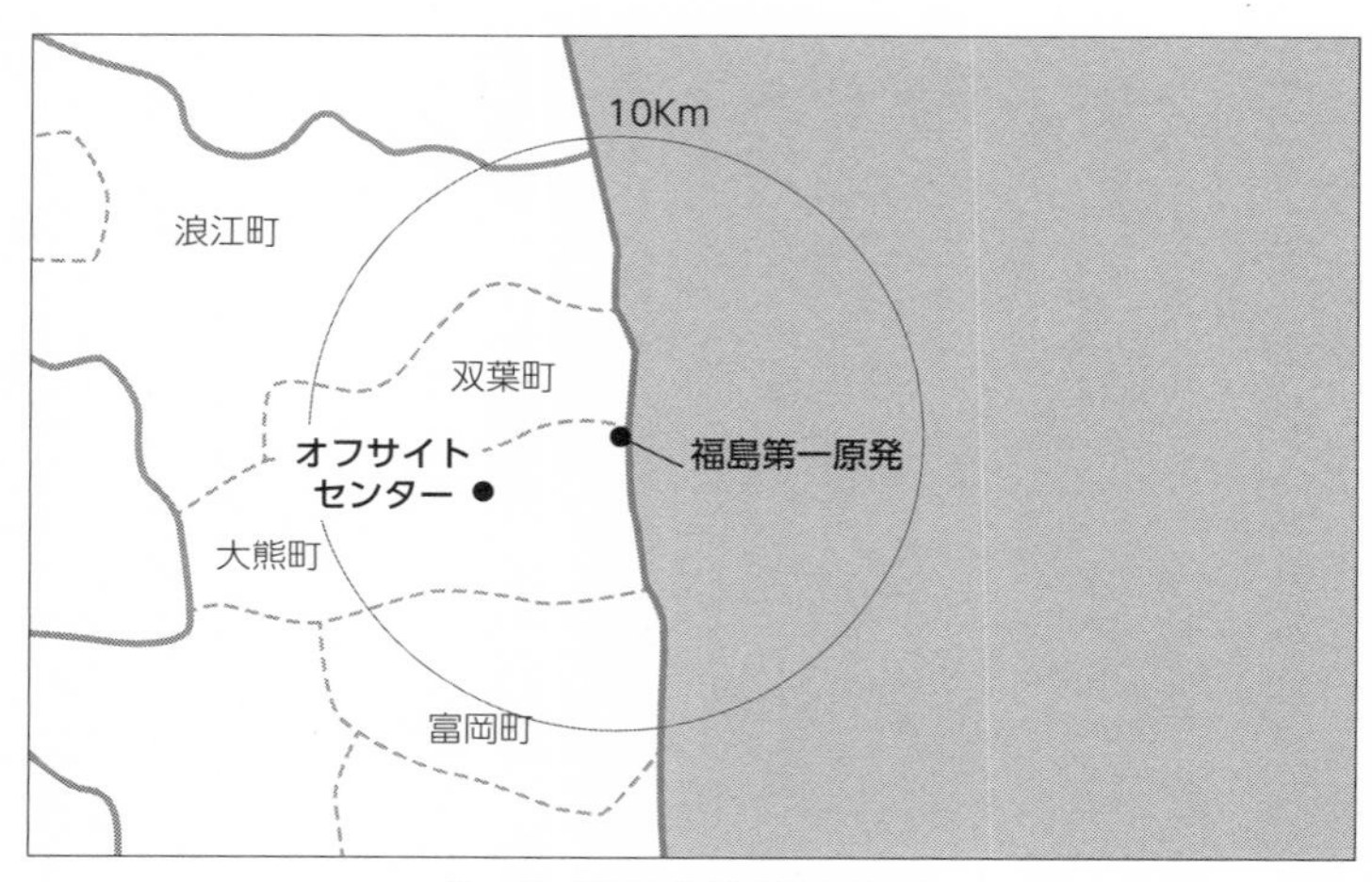

福島第一原発と避難区域（10Km）

容がどういったものになるかということも、あいまいなままだったと福島は語る。

「通常の訓練同様、派遣先は避難所や救護所なのかなと思っていましたが、現地で出迎えてくれた（原子力安全・）保安院の方から、行き先はオフサイトセンターだと直前になって告げられたんです」

原子力災害対策本部（以下、原災本部）の直轄機関として、災害が発生した現地での対策拠点となるのが、原子力災害現地対策本部＝オフサイトセンターである。国、都道府県、市町村、そして事業者等の防災対策関係者が集合し、「原子力災害合同対策協議会」を組織し、連携を取って応急対策をおこなうため前線基地だ。

事故発生当時は、大熊町にあった福島県原子力災害対策センターがそれに充てられていた。ここで注意したいのは、その肝心となる拠点の立地である。大熊町の原子力災害対策センターは、福島第一原発からわずか五キロほどの地点に建っていた。

福島ら放医研の第一陣が向かった一二日の朝には、そこはすでに避難区域の半径一〇キロに含まれていた。派遣先となったオフサイトセンターで、福島たちは、初っぱなから想定外の事態の数々に見舞われることになる。

2 機能しなかったオフサイトセンター

衝撃音と白煙

「なかに入った時点で、参集している人数がとても少ないことにまずびっくりしました。通常の訓練で目にする光景とはだいぶ違う。マニュアルどおりに人が参集していれば、各市町村の担当者しかり、政府関係者しかり、もっと大勢が集まっていて、ブースごとの席がぜんぶ埋まるような状況になるはずなのに……」

これが、オフサイトセンターに足を踏み入れた瞬間に、福島が抱いた第一印象である。

現地災害対策本部としてのオフサイトセンターは、多くの組織が関わる現地の司令塔として位置づけられている。国や東電、警察や消防、自衛隊、そして立地道県・市町村から人員が派遣され、災害対応の指揮を執ることになっていた。しかし、駆けつけることになっていた人員はまったく揃っていなかった。福島とともにオフサイトセンターに入った放射線計測の専門家は、東電の社員が暗い顔をしているのが気になったという。

オフサイトセンターには、実働部隊として、全体の調整を図る統括班、原子炉の情報収集などを担うプラント班、放射線のモニタリング情報の整理や避難案の作成に携わる放射線班など、七つの班が同居し、それぞれのブースで活動していた。

福島たち放医研からの第一陣は、オフサイトセンター医療班としての活動をはじめようとブースに向かった。そこで福島は、思わぬ光景を目の当たりにする。

「医療班のブースに政府関係者がひとりもいなかったことには驚きました」

発災直後、医療班で対応に当たっていたのは、日本分析センター（環境放射線の測定や

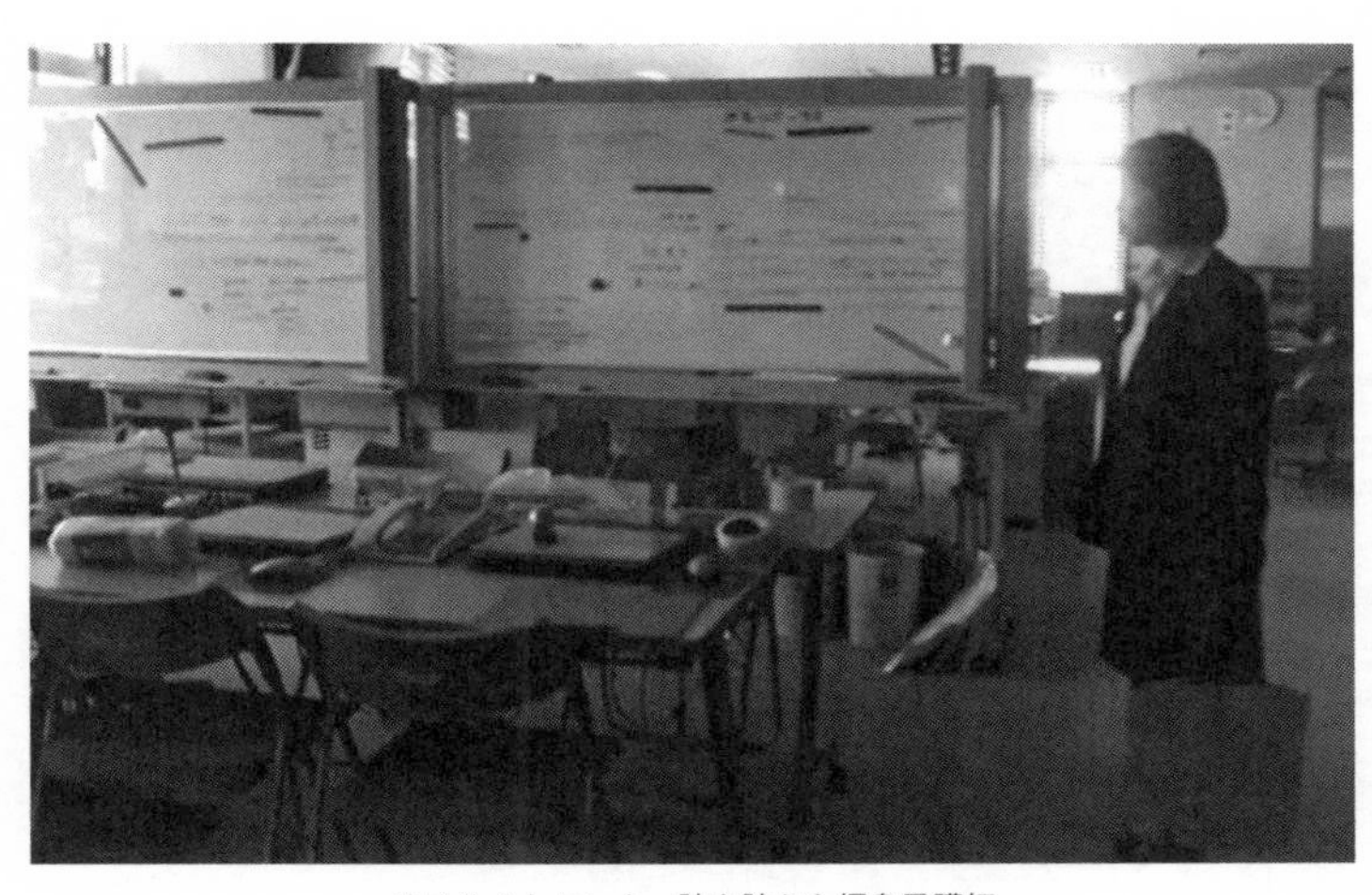

オフサイトセンター跡を訪れた福島看護師

分析などをおこなっている公益法人）の職員二名と、東電のリエゾン（災害対策現地情報連絡員）社員一名だった。マニュアルに定められたメンバーではなかったが、医療班のスタッフがいないために対応をしていたという。

そもそも、医療班の班長は厚生労働省（以下、厚労省）の役人が務め、その指示を受けるかたちで放医研の職員が配置されるのが決まりだ。しかし現実には、三月二一日に至るまで、厚労省から担当者は派遣されなかった。医療班の活動は、その立ち上げから、マニュアルが通用しない状況に陥っていた。

福島たちは、福島第一原発構内の線量

把握などを分析センターの職員たちから引き継ぎ、医療班としての活動を開始することになった。医療班に与えられた大きな役割は、原発構内や周辺区域などで発生した負傷者を、しかるべき医療機関などに搬送する手はずを整えることだった。

福島は連絡調整係として、ブースを離れずに、何があったのかをホワイトボードに逐一記録する役割を担った。

「不確定な情報が多かったので、〝未定〟となっている部分も多くありました。第一原発の正門あたりのヨウ素の濃度や放射線の線量などは、モニタリング情報などからわかっていたので、毎日更新して書くようにしていました」

原発構内での負傷者に関しては、東電の職員が直接対応し、原則としては地元の双葉消防が医療機関に搬送することになっていたという。それが不可能な場合には、国を含めた調整が必要になるので、医療班の出番となるはずだった。

いずれにしても、どこでどれだけの負傷者が発生したかは、医療班が随時、把握しておく必要があった。福島らは、こうした訓練はこれまでおこなってきたが、実践は初めてのことだった。

三月一二日　一五時三六分　1号機爆発　負傷者発生

福島たちがオフサイトセンターに到着したおよそ六時間後、原発の爆発による最初の負傷者が発生することになる。

一二日一五時三六分、1号機が水素爆発を起こした。激しい衝撃音とともに白煙が立ちのぼり、厚さ約一メートルの鉄筋コンクリート製だった原子炉建屋の壁が吹き飛んだ。原発から五キロほどの至近距離にあるオフサイトセンターにいた福島は、その瞬間のことをはっきりと記憶している。

「それまでも余震は頻繁に起きていたんですが、余震の揺れとは違う縦揺れがあったので、なんだろうと思ったのが最初です。プラント班や東電の方たちのあいだが騒然となっていて、それで爆発が起きたらしいと知りました。ただ、当初はなんの爆発なのかわからなくて、原発の水素爆発だったとわかったのはしばらくしてからでした」

マニュアルが通用しない

この爆発で五名の原発作業員が負傷したと、原発構内からオフサイトセンターに通報が入ってきた。一方、オフサイトセンターでは、通信回線の途絶が大きな問題となっていた。福島はこう証言している。

「一二日当初は、電話もFAXもまだ使えたんですけど、徐々に通信状態が悪くなって、使える状態にある回線が限られていたんですね。各班がそこに殺到してしまって、FAXにせよ電話にせよ、順番待ちをしなければならない状況でした」

オフサイトセンター医療班から、医療機関に連絡できず、搬送調整は不可能な状況。医療班は、汚染がないのであれば、通常の救急医療搬送で搬送先を探すように指示をしたという。

負傷したうちの一名は、左腕を骨折していた。この負傷者は当初、東電の車両で、大熊町にある福島県立大野病院に搬送された。原発周辺にある初期被ばく医療機関のなかで、ここがもっとも近かったからだ。ところが同病院のスタッフと入院患者は、この日の早朝に出された半径一〇キロ圏内に対する避難指示に応じて、すでに避難していた。

その後、負傷者は川内村（かわうちむら）にある診療所に搬送されたが、そこでも水が不足しているという理由で治療を受けられず、避難所などを転々とさせられた。最終的には一五日、千葉の放医研で検査を受けたのちに、東京都内の病院で治療を受けることができたが、そ

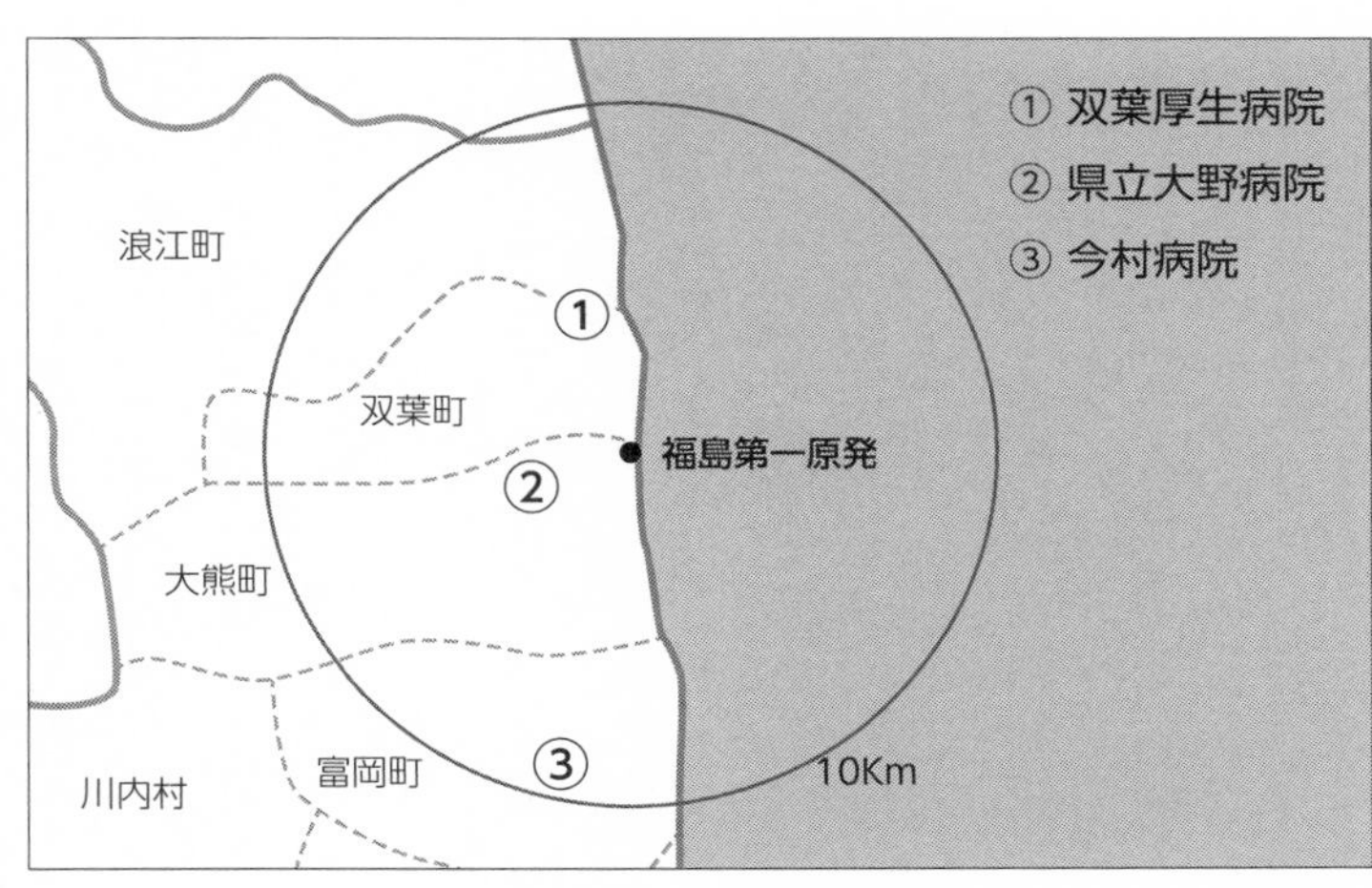

福島県双葉郡の初期被ばく医療機関

のころには負傷してから四日も過ぎていた。福島が語る。

「私たちは、大野病院は避難していないと思っていました。緊急被ばく医療に関して、どの病院が対応できると定められているかという情報は持っていましたが、そこがすでに避難しているかどうかという情報はいただいていなかったのです。病院自体が避難するという事態は、これまでのマニュアルでは想定されていませんでしたので、自分たちが特別な状況に置かれているのだということがそれでよくわかりました」

福島県双葉郡にある初期被ばく医療機関は、前述の大野病院のほかには、双葉厚生病院（双葉町）、今村病院（富岡町）があった。しかし、そのすべてが、福島第一原発から半径一〇キロ圏内に位置しており、この時点で機能していなかった。

初期被ばく医療機関が原発の至近距離に集中していたのは、いざ原発で負傷者が発生した場合の搬送のしやすさなど、便宜を考えてのことだったはずだ。実際に事が起きてみると、それがかえってあだになってしまったのである。

その後も、オフサイトセンター医療班は、負傷者の搬送先を探し、搬送手段の確保など、各種の調整に追われることになる。しかし、ただでさえ、負傷者の情報も真偽が定かではない不確かなものばかり。オフサイトセンターでは、電話もろくに使えず、使えたとしても相手先の医療機関がすでに避難済みで、連絡がつかないこともしばしばだった。避難区域内の病院の入院患者などを避難させるための調整においても、それは大きな障害になった。

次の写真は福島が、避難区域内の病院の入院患者や、高齢者施設の入所者などを、どういう順序でいかに避難させるかを書き留めたものだ。

「私たちが手にしている情報と実際とが食い違っている、ということはよくありました」と福島が語る。

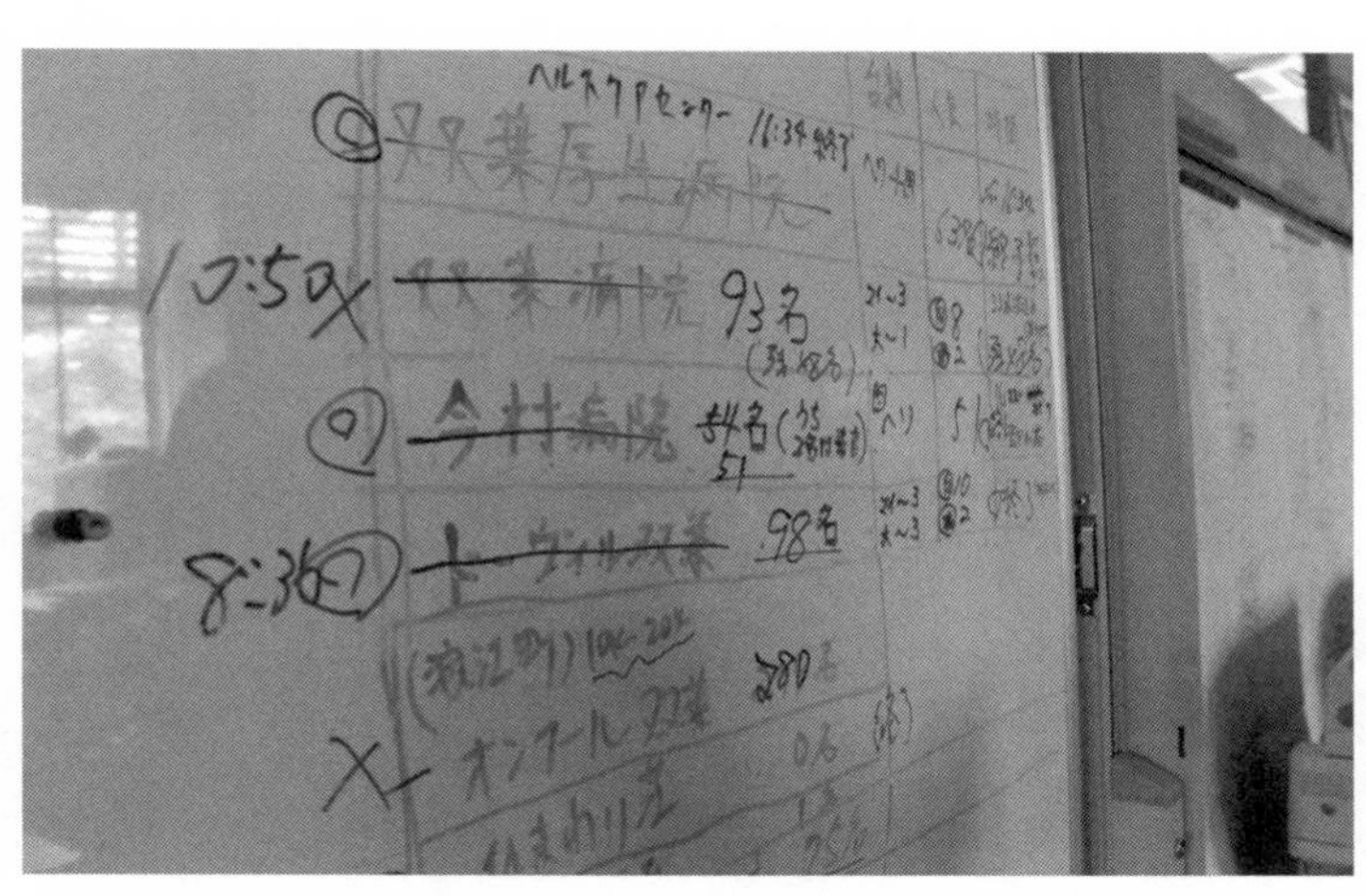

病院名と人数が書かれたホワイトボード

また、医療班に課せられたのは、負傷者などの搬送先をめぐる調整に留まらなかった。本来、取り決めには含まれていなかったことも、請け負わざるをえなくなっていたのだ。たとえば、自衛隊員や避難してきた住民たちに対するスクリーニングである。

スクリーニングとは「ふるいにかける」という意味だが、原子力災害の現場では、サーベイメーターなどを使って、どれだけ放射線に汚染されているか、それが除染その他の処置を必要とする基準を超えているかどうかを確認する作業を指す。

「医療機関は機能しなくなっていて、

スクリーニングできる設備が整っているのは、その近隣ではオフサイトセンターだけになっていました。私たちはやはり医療者ですから、対応せざるをえなかったんです」

福島が続ける。

「そういう対応に次第に追われるようになって、ホワイトボードへの記録もなかなか十分にはできなくなっていきました」

こうして福島は、突如として送り込まれたオフサイトセンターで、熟知していたマニュアルがまるで通用しない想定外の事態に巻き込まれていく。現地の医療体制は、この時点で完全に崩壊していたのである。

第2章
死角を突かれたDMAT

1　瓦礫の下の医療のはずが

放医研が原発の最前線で対応に当たるなか、事故や災害医療のスペシャリストたちも、全国から被災地に向かって続々と参集していた。災害派遣医療チーム、ＤＭＡＴである。ＤＭＡＴ（Disaster Medical Assistance Team）とは、災害時において、救命のために迅速に対応するために構築された組織で、トリアージや治療・搬送、災害拠点病院の支援などを主な任務とする。

ＤＭＡＴ一チームは、医師一名、看護師二名、業務調整員（関係者との連絡・調整、必要な物資の調達などを担う要員）一名からなるのが基本。このときも、特別な訓練を受けた全国各地の医療者たちのチームが、被災地や災害現場にいち早く駆けつけ、救命医療をおこなおうとしていた。

全国のＤＭＡＴを統括するのは厚労省。ＤＭＡＴ事務局は、発災四分後の三月一一日一四時五〇分、立川市にある国立病院機構災害医療センター内にＤＭＡＴ本部を立ち上げ、一五時一〇分には全ＤＭＡＴ隊員に待機を指示、一六時には参集拠点を指定し、派

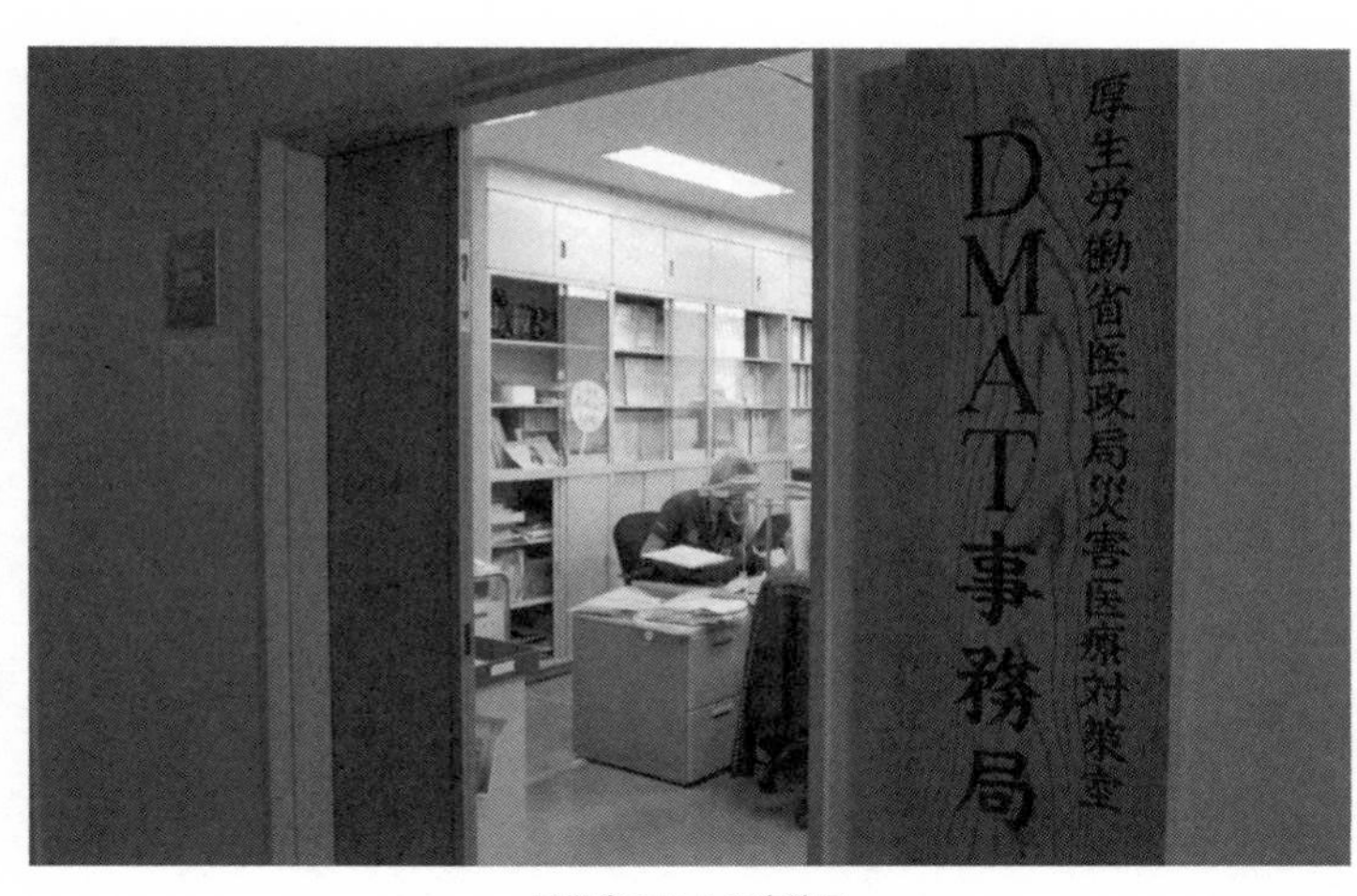

厚労省ＤＭＡＴ事務局

遣要請を下している。ＤＭＡＴ事務局の動きがかくまで迅速だったのは、ＤＭＡＴの活動そのものが、まさに時間との戦いになることが運命づけられているからだ。

ＤＭＡＴと阪神・淡路大震災

この組織は、阪神・淡路大震災の反省から生まれた。

災害時には、病院に搬送する前の段階の、現場での迅速な救護処置が何より重要だが、阪神・淡路大震災の場合、それはほとんど果たされなかった。一一九番通報は輻輳（ふくそう）を極めて用をなさず、救急車や消防車は火災への対応に追われた。一方、街のあちこちで発生していた生き埋め現場で呼び止められ、個々の負傷者に適切な処置を施す余裕など持つべくもなかった。多くの病院は、建物の損壊やライフラインの途絶などによって著しく機能が低下していた。こうしたなかで、多数の傷病者が病院に殺到して混乱の極みに陥っていた。わずか七名の医師のもとに、一〇〇〇名を超える患者が押し寄せ、一五〇名もの心肺停止患者が搬送されるといったケースさえあった。その状況で、平時と同じレベルの医療を提供することなど、できるはずがない。

阪神・淡路大震災での死者は六四〇〇名を超えているが、このうち適切な医療的処置が施されてさえいれば失われずにすんだかもしれない命は、およそ五〇〇名と考えられている。そうした不幸なケースは、「防ぎ得た災害死」と呼ばれる。そしてDMATは、その「防ぎ得た災害死」を可能な限り少なくすることを目的として二〇〇五年に発足した組織なのである。築き上げてきたこの災害医療体制が、東日本大震災で試されることになった。

思っていたのとは違う状況

東日本大震災の発災後、広島から参集したDMATチームにいたのが、当時広島大学准教授だった廣橋伸之医師だ。三月一一日夜、東北地方に向かって、車で移動中に広島県庁から「呉港に自衛隊の船舶が待機している。DMATチームは、車両とともに自衛隊の船に乗って、被災地に向かってほしい」と連絡を受けた。行き先を変えて、呉港に向かうと、すでにほかのDMATは参集しており、すぐに被災地に向けて出発することになった。

そのときのニュース映像が、取材に応じる廣橋の姿と声を捉えている。

「日ごろの訓練の成果が出るように、落ち着いてやっていきたいと思っています」

三月一二日　一八時二五分　国が原発半径二〇キロに避難指示

廣橋たちが自衛隊の船で移動していた一二日。1号機が水素爆発を起こしたことを受けて、政府は避難指示を原発から半径二〇キロ圏内に拡大した。この指示によって、対象となる地域住民の数は、一気におよそ八万人にまで膨れ上がる。

現地の道路は、着の身着のまま、とにかく原発から離れようとする住民たちで溢れかえっていた。なかにはバスで避難させられている人々もいたが、彼らの多くは、どこに向かっているのかもわからないまま、ただ長時間シートに身を預けていた。

当時のニュース映像に映った男性が、疲れた表情でこぼしている。

「もう四時間もバスに乗っているので、お年寄りも子どももだいぶ疲れていると思うんですけど、まだどこに行くのかも決まっていないみたいで……」

一三日の早朝四時、廣橋たちを乗せた自衛隊の船が到着したのは横須賀港だった。船の速度が予想外に遅く、廣橋は早く現地に行かねばと焦りを感じていた。

そこから車で東北に向かう。高速道路は波打ち、いたるところで住宅が壊れていた。その道中、なかなか指定されなかった参集拠点が、ようやく福島県立医大に決まる。拠点にたどり着いた廣橋は、原発から約五〇キロ離れた二本松市の福島県男女共生センター（以下、男女共生センター）への派遣を指示された。避難所に指定されていた施設のひとつだ。このとき、廣橋の頭にあったのは、災害医療、いわゆる瓦礫の下から負傷者を救出することだった。

一三日の夕方に男女共生センターに到着した廣橋は、早々に違和感を覚えた。目に飛び込んできたのは、放射線量の測定を待つ避難者の長い列と、自衛隊の除染テントだった。

「午後三時ごろに男女共生センターに到着したとき、ちょっと異様な雰囲気を感じま

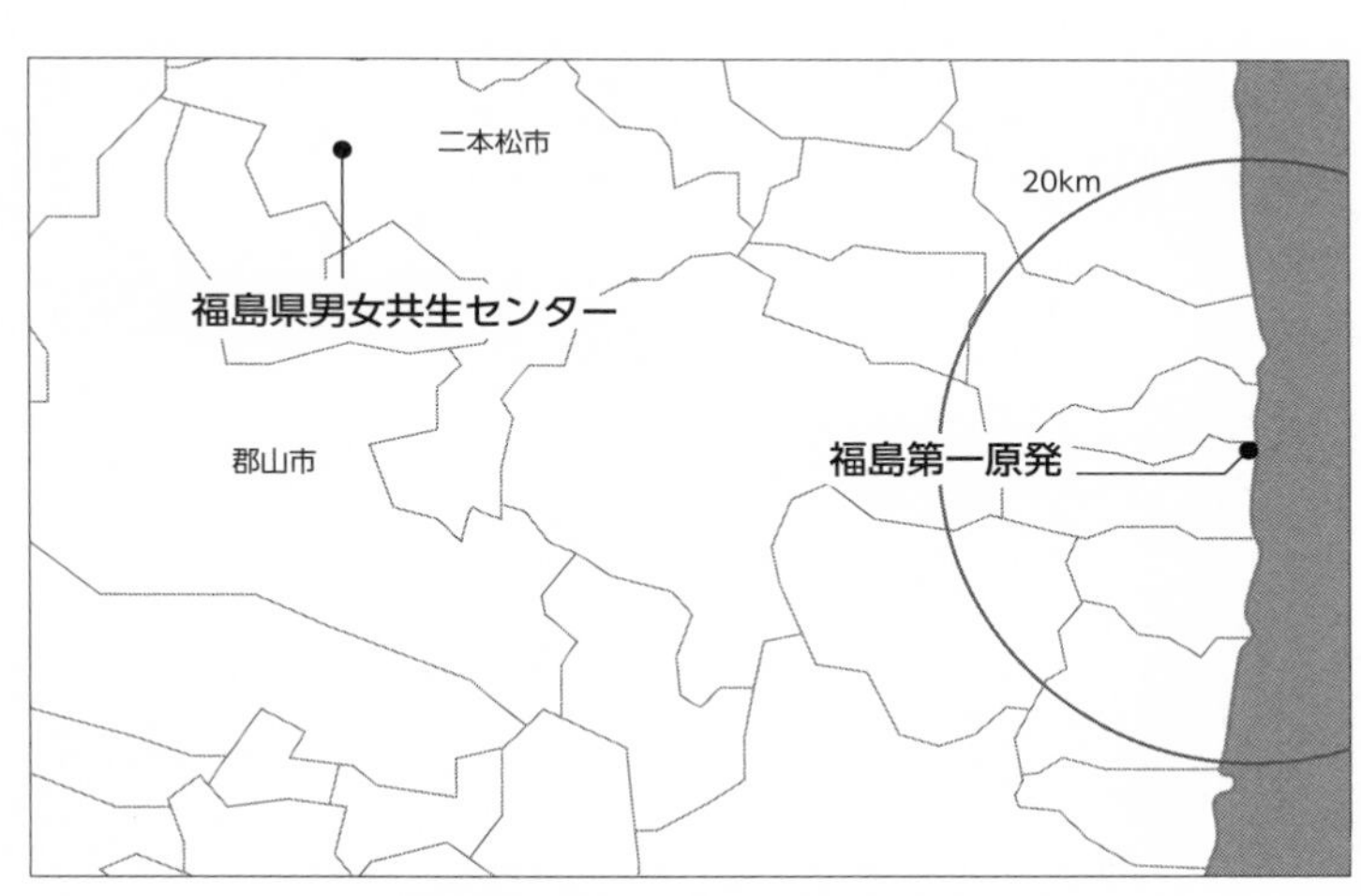

福島県男女共生センターと福島第一原発

した。それでもしかしたら、とは思っていたんですが、顔見知りの福井大や愛媛大の医師に出迎えられて早々、着替えを求められたんです。DMATのユニフォームを着ていましたから、着替えは不要だと言ったところ、〝いえいえ、こっちに着替えてください〟とわたされたのが、黄色いタイベックスーツ（防護服）でした」

突如として、廣橋らは、避難者の放射能汚染を調べるスクリーニングをおこなう要員として配置されることになった。折しも、原発から漏れ出した放射性物質が風に乗って、広い範囲に飛び散っていた。そのため、避難してきた人々の放射能汚染が各地で問題となっていたのだ。

「そこで初めて、思っていたのとは違う状況が目の前にあるんだと気づきました。〝災害、災害〟と思っていたので、瓦礫の下からの救出などをするものとばかり思っていたところ、突然、緊急被ばく医療に携わることになって、頭のなかが混乱しました。原発の1号機が水素爆発を起こしたことは、太平洋上の船内で観ていたテレビで知ってはいたんですが、そのことが自分たちの活動に関わってくることになるとは思ってもいませんでした」

ＤＭＡＴの本来業務ではなかったが、廣橋たちは指示に従った。

「別のチームから言われたのは、避難してくる人を順番にスクリーニングしてくださいということと、男女共生センターのなかには入らないように、ということでした。なかには原発付近の病院から避難してきた患者さんたちがいるのだけど、放射線汚染や被ばくの程度が大きく、建物内部の空間放射線量も上がっているから、外に出してもいけないという話でした。本当かなと思ったんですが、命令なので従わざるをえず、なかには入らずに入り口でスクリーニングだけしていました」

廣橋たちの目の前には、次から次へと避難者がやってきて、対応に追われる。住民のみならず、消防や警察の職員もスクリーニングを求めてきた。

そのうち、廣橋たちのチームのひとりが気になって、問題となっていた建物のなかを覗いてみた。そのとき、言葉を失うような光景を目にすることになる。

「一〇〇人以上の方が、硬い床に敷いた布団の上に寝かされていました。全員、病院の患者さんです。点滴を受けている人もいましたが、もちろん病院ではないので、椅子を引っくりかえして点滴台にしたりして。よく見ると、呼吸がおかしくなっている患者さんがたくさんいるんです。いまにも亡くなりそうなほど具合が悪くなっている人もいる。病院から一緒に避難してきた院長先生も、どうしたものかと困っておられました」

なかにいたのは体調の悪そうな一二〇名の患者たち。原発から四キロの位置にあった双葉厚生病院から脱出してきた人々だった。一部の患者は見るからに容態が悪化し、事態は一刻を争う様相を呈していた。ここで一体、何が起きていたのか。

生死の境をさまよう患者たち

双葉厚生病院の院長・重富秀一（しげとみしゅういち）は、三月一二日朝、半径一〇キロ圏内に対して避難指示が出ていることに、まったく気づかずに災害対応を続けていた。

「避難指示が出ていることは、病院にやってきた警察の方から聞いて初めてわかったんですが、避難しなければならない理由をいくら聞いてもよくわかりませんでしたし、災害の最前線にある病院が避難してしまったら、現地の医療が成立しない。それに、入院患者のなかには寝たきりで身動きもままならない人もいます。そういう患者を避難させるにはドクターヘリなどしかるべき輸送手段が必要になる。それは現実問題としてむずかしいので、避難はやめましょうと」

それでもしきりに避難を勧告してくる警察との談判を経て、まずは自力で動ける患者だけを通常の車両で避難させた。病院には、五〇名ほどのスタッフと、やはり五〇名ほどの、自力では移動できない入院患者が残った。

重富はそのままそこに留まるつもりでいたが、県の災害対策本部にいた友人の医師から、「状況が深刻になっているので、避難しなければだめだ」との助言を受け、ついに全員が避難することになった。

1号機の水素爆発が起きたのは、そのさなかのことだった。

「病院から自衛隊のヘリが着陸する双葉高校のグラウンドまでピストン輸送をしていました。自衛隊の車で患者さんを運んでいるときに、爆発音と入道雲みたいな白煙が青い空にボコボコッと立ちのぼりました」

思わぬ事態のなかでも、重富が気にしていたのは、患者の受け入れ先の医療体制だった。

「自衛隊が助けに来てくれる、それに従って動くということで、そこから先は、避難先で患者を受け入れる準備があるような雰囲気だったんですね。けれども、どこに行くかは決まっていませんでした」

行き先も告げられぬまま飛び立った自衛隊のヘリコプターが到着したのが、二本松の男女共生センターだった。ここで、入院患者たちは建物のなかの研修ホールに押し込められ、隔離されているのにも等しい状態に置かれてしまった。そのことについて、重富はこう語っている。

「ここに着いたときにスクリーニングを受けていませんでしたから、誰も除染されていない状態だったわけです。そのため、建物のなかの線量が上がってしまった。当時の二本松は、放射線量についてはまったく問題ない環境でしたから、建物の内と外とでは当然、放射線量が違う。そのギャップが問題視されていたんでしょうね。ホールのなかにいる人が外に出たら、放射性物質を外に持ち出すことになってしまう。たぶん、そういう理由で隔離されていたんだろうと思います」

重富としては、当時ゲートにいた係員の指示に従うよりほかになかったという。具体的に空間放射線量がどれくらいなのか、知らされていなかった。クレームをつけようにも、その根拠を示すこともできなかった。

「みんな真面目に仕事をしているんだけど、何を基準にやっているかが、非常にあいまいで、混乱していた」

一方、「なかには入らないように」と言われていたDMATの廣橋は、医師としてその事態を見過ごせないと、電話で福島県のDMAT本部に掛け合った。ところが、受けた指示は思わぬ内容だった。

「DMATは緊急被ばく医療の教育を受けていないから、その患者たちに触れてはいけないと言われました。〝それは私たちのミッションではない〟と」

生死の境をさまよう患者を前に、命を救うことを躊躇せざるをえないという異常な事態だった。これまで指示に従ってきた廣橋は、ひとつの決断を下す。

「一部の患者さんは、その場で直ちに処置を施さなければ亡くなってしまうように見えました。私も医師ですから、目の前で人が亡くなるのを、ただ手をこまねいて見ているわけにはいきません。それに、私の所属は救急医療を専門とするDMATでも、ホームグラウンドである広島大学は、西日本の三次被ばく医療機関でもありました。そういう意味でも、自分たちには責任があるんじゃないかと思いました。とにかく、状態の悪い人が目の前にいれば処置をする、というのが救急医の基本です。だから、そのときチームのリーダーだった私は決めました。放射線による汚染や被ばくがあろうがなかろうが、呼吸や意識が正常ではなくなっているような状態の悪い患者さんを集めて、順番に処置していこうと」

廣橋らのチームは、特に状態の悪くなっている患者たちに気管挿管など、しかるべき処置を施した。医療機関への搬送が必要な患者も八名いたが、その搬送先の調整は難航した。廣橋は語る。

「地元の救急隊員の人にも確認を取りながら、受け入れ先になってくれそうな病院に片っぱしから電話したんですが、〝汚染されているのか、被ばくしているのか、わからないような患者さんは、ほかの患者さんの迷惑にもなるので受け入れられない〟と断られるケースが多かったんです。こちらでスクリーニングをして、必要なら除染をしてから搬送すると言ったら、最終的には受け入れてくれるところが見つかりました。一三日の夕方から深夜くらいまでかかりましたね」

廣橋らの懸命の努力にもかかわらず、手遅れで数名は命を落としたという。

双葉厚生病院の院長として、患者の命を守ってきた重富には、なすすべがなかった。

「亡くなられたということに関しては、なかなか言葉が見つかりません。普通ではない状況ですから」

死に瀕した目の前の患者を救うという、医師としては当然の選択をした廣橋。しかしそれは、指示にあえて背くかたちを取らなければ果たせないことだった。なぜそのようなことになってしまったのか。

2 浮かび上がった縦割りの弊害

複合災害への備えはできていたのか

「ＤＭＡＴは緊急被ばく医療をこなすための資機材も持っていないし、そのための教育も受けていない。やはりNBC災害（放射線、生物、化学物質などが関わる特殊災害）ですから、二次被害を避けて最大限、身を守るためには教育が必要でありまして、その教育をするような機会も時間も、DMATとしてはそれまでに設けていませんでした。それが（廣橋らのDMATチームに、研修ホール内の患者たちに触れるなと命じた）最大の原因であるかと思います」

厚労省DMAT事務局の近藤久禎医師は、当時の福島県DMAT本部の立場をそのように代弁している。

原子力災害の場合、放射線についての一定の知識や、それに対するしかるべき装備もない状態で不用意にのぞめば、災害対応をする側が放射線に汚染される。また、自らの身をいたずらに危険にさらしたり、かえって被害を拡大させたりしてしまう可能性がある。それを避けるためには、高濃度に汚染されている恐れのある患者などには近づかせないようにするしかない——そういう判断だったということだ。近藤は続ける。

「組織の問題もあります。原則として、原子力災害への対応は、当時は文部科学省の管轄でした。現在では原子力規制庁や内閣府などが担うとされていますが、いずれにしてもDMATを管轄する厚労省とは省庁が異なる。厚労省は自然災害を含めたいくつかの災害への対応を守備範囲としていて、ＤＭＡＴもそれを前提として構築された教育体制のもとで養成されています。そういう組織の縦割りの問題も背景にはありました」

東日本大震災は、自然災害としての地震や津波に加えて、原発から放射線が大量に漏れ出すという原子力災害も重なった複合災害だった。前者だけなら、厚労省のみで完結する事象たりえたが、放射線が関わってきた時点でことは複雑になり、その対応に〝空白〟が生じたというのだ。

「本来であれば、どんな災害にも単一のシステムで対応するというのが正しいあり方だとは思います。しかし残念ながら、予算の割り振りなども含めて、現在の日本では体制がそういうかたちにはなっていないということなんですね」

近藤のこのひとことが問題の本質を示しているが、現場に立たされた医師の当惑や懊悩はいかばかりのものだっただろうか。廣橋に改めてたずねた。

「いまから思えば、致し方なかったのかな、と思いますよ。患者さんに触っちゃいけないと言われたときは〝えっ？〟と思いましたけど、どうしてあんなことを言ったのかと本部を責めるつもりは、いまはまったくありません」

廣橋はそう述べているが、内心、釈然としない思いはあったようだ。

三月一三日当日、男女共生センターにいるときには、わからないことずくめだったという。そもそも、研修ホールのなかにいる人々がどこから来たのか、何人いるのかも聞かされていなかった。放射線の空間線量も不明だった。確たる情報が何もなかったのだ。指示系統もはっきりせず、必要な情報も得られないまま、手探りでことに当たっていた感が否めない。

「あの場でもっと県や自衛隊や警察などの方々と話し合って、何をどうするのかをきちっと決めてからのぞめば、もう少しうまくいったんじゃないかと思いますが、当時の私たちがDMATとしてできたのは、研修ホールのなかにいる人々のなかから命が危機に瀕している人を見つけ、処置をして搬送することだけでした。それで精一杯だったんです」

厚労省DMAT事務局の近藤は、「これはもはやDMATを離れる問題」と断りを入れつつも、緊急被ばく医療体制の不備について指摘をした。

「日本の被ばく医療体制は、JCOの事故をきっかけに構築されてきたものです。しかしそれはすべて、JCO事故にならって、(原子力事業所の)従業員を対象としたものになっていた。高濃度の放射線汚染や被ばくは、従業員にしか起こらないものだろうという想定のもとにです。でも福島の原発事故では、放射線は広い範囲に拡散してしまい、避難を余儀なくされる人々も大量に発生しました。そういった人々をどのようにケアするのかという部分が、体制として未整備だった」

「国会事故調」報告書でも、緊急被ばく医療体制は、ＪＯＣ事故の規模を想定したもので、広域に放射線物質を放出する原子力災害に対応できるものではなかったと指摘されている。原発周辺の「病院避難」や大量の避難者への「スクリーニング」、「対応する人員の不足」など、次々に直面する事態を想定していない当時の緊急被ばく医療体制は、そもそも不十分なものだった。

緊急被ばく医療活動の充実・強化のための体制整備・維持は、「防災基本計画」で「文部科学省・厚生労働省」の役割とされていた。しかし、その役割分担は不明確で、災害医療体制との連携が図られてこなかったことにも問題があった。

一般的な災害現場での活動に関しては精通し、準備をしていながら、原子力災害には備えていなかったＤＭＡＴ。そして、原子力事業所の周辺にまで被害が広がった場合を想定していなかった緊急被ばく医療体制。それぞれの死角が突かれたかたちだった。

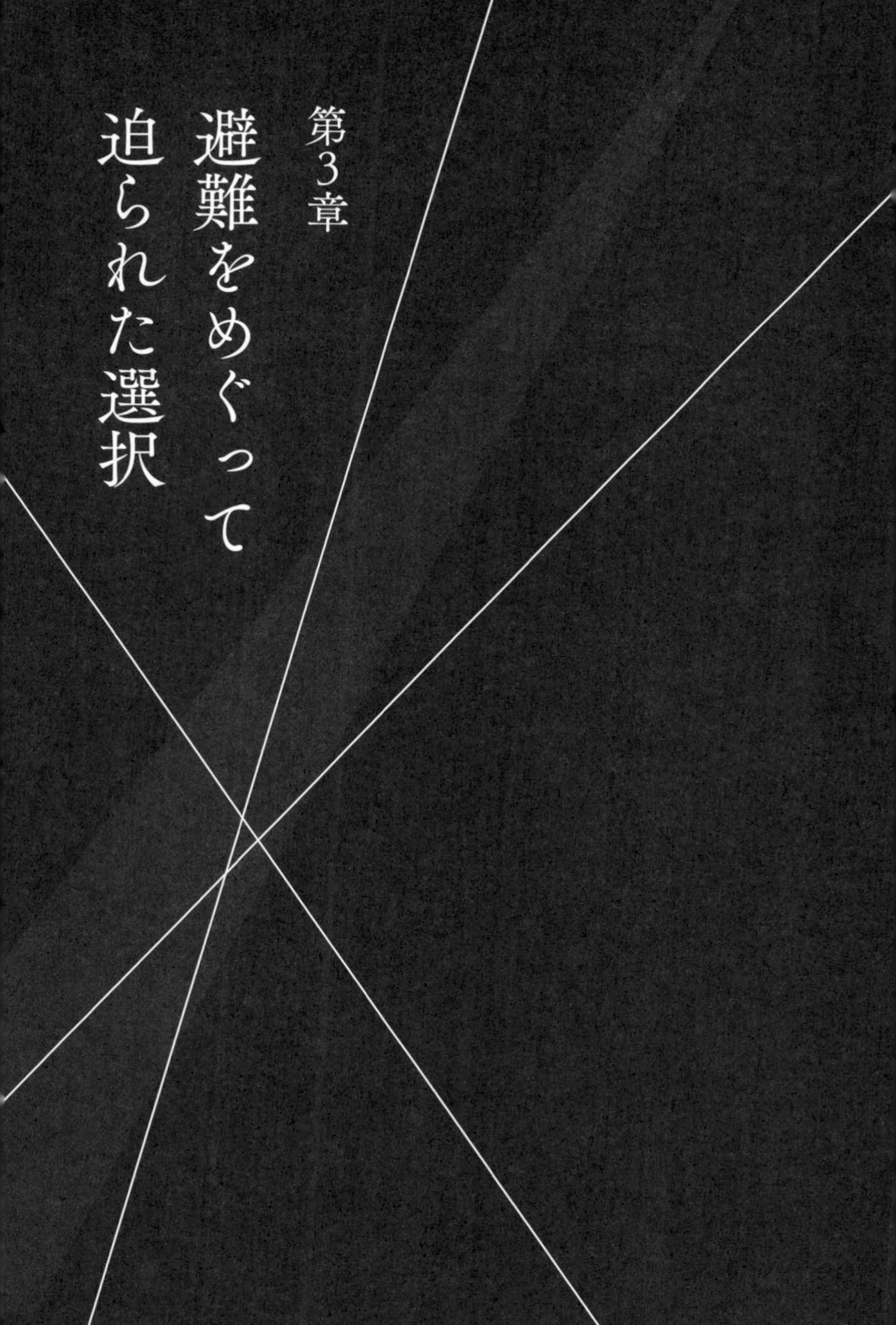

第3章

避難をめぐって迫られた選択

1 緊急被ばく医療チームの出動

三月一三日　一一時　緊急被ばく医療チーム　派遣決定

震災三日目の三月一三日、現地で混乱が続くなか、被ばく医療の拠点である千葉の放医研が、事態の打開に向けて緊急被ばく医療チームを福島に派遣することになった。このチームは、放医研に加えて、同じく三次被ばく医療機関である広島大学、そして原子力安全研究協会（原子力の安全性について研究する公益財団法人）のメンバー等から構成された総勢一七名の布陣だった。

「来るときが来たな」

その中心メンバーのひとり、広島大学で放射線医学を専門としていた細井義夫(ほそいよしお)医師は、チームの一員として国に呼び出されたときの様子を生々しく覚えている。

「携帯に電話がかかってきて、〝文部科学省ですけれども、福島原子力発電所で事故が起こったので、すぐに放医研に行って、そこから直ちに福島に向かってください〟と言われました」

震災発生時、細井は、飛行機で広島から東京へ向かっていた。翌日の病院出勤に備えてのことだ。毎週土曜日、東京で診療業務をおこなっていたのである。しかし、羽田空港に到着すると、交通網は大混乱に陥っており、身動きがとれなくなってしまった。細井は、ひとまず毛布を借りて空港のロビーで睡眠を取り、翌一二日には勤務先の病院で診療に従事していた。電話がかかってきたのは、そのときのことだ。

「着替えなども持っていなかったので、東京にある自宅にいったん寄って準備をしてから向かうのでもかまわないかと訊いたんですが、〝だめです。直ちに放医研に向かってください〟と。しかも、たとえば三鷹（みたか）駅や、放医研の最寄り駅など、要所要所の駅に着くたびに逐一、電話で状況を報告してほしいというのです。これはただごとではないな、と思いました」

細井に声がかかったのは、彼が広島大学原爆放射線医科学研究所の教授であり、なおかつ緊急被ばく医療を担当する医師でもあったからだ。

電車を乗り継いで、なんとか放医研の災害対策本部にたどり着いた細井が見たのは、現地の状況を把握しようとしているスタッフの姿だった。福島では通信環境が劣悪になっていたために、放医研の災害対策本部と最前線であるオフサイトセンターとの連絡もままならない状況で、情報も限られていた。

放医研には、細井とともにチームの中心メンバーとなる、救急医療を専門とする広島大学の谷川攻一医師も二名の看護師とともに駆けつけていた。三次被ばく医療機関である広島大学から、医療支援チームとして派遣されていたのだ。なお谷川は、第2章に登場したDMATの廣橋の上司に当たる人物でもあった。

「来るときが来たな、という心境でした。それが自分の役割だと考えていましたので」

谷川は、声をかけられたときのことをそう述懐している。

しかし、谷川たちの現地での役割は不明確だった。

「行ってから何をするのか、具体的な役割ははっきりと提示されてはいませんでした。そのなかでニーズを把握して、どういう支援ができるのかを考えていく必要があるだろうと」

細井も「とにかく現場に行って対応してください、それだけしか言われませんでした」と証言する。

一方、放医研の緊急被ばく医療研究センターに所属する立﨑英夫医師は、オフサイトセンター医療班を立て直すというミッションを担っていた。

「それまでの防災訓練でも、実際に福島県のオフサイトセンターに参加していたので、自分の役目だと認識していました」

三月一三日の一五時前、陸上自衛隊の千葉県下志津駐屯地を出発したヘリコプターは、一六時過ぎに福島市内の阿武隈川河川敷に着陸。細井ら緊急被ばく医療チームは、河川敷に待機していた福島市消防本部の車両に乗り換えた。向かった先は、原発から約六〇キロ離れていた福島県自治会館。県の災害対策本部が置かれていた。

細井たちが足を踏み入れたとき、災害対策本部は混乱の渦中にあった。

「誰かが出迎えてくれて、〝では、まずこうしてください〟といった指示をいただけるものと思っていたんですが、行ってみたら出迎えもなく、誰もが右往左往していました。特に対応してくれる人はいなくて、何をしてくださいという指示もまったくなし。そういう状況でした」

細井らは、まずは緊急被ばく医療チームの活動場所を確保する必要があった。災害対策本部内にいた医師などに掛け合って、消防や自衛隊関係者の休憩室として使われていた四階の一室を使わせてもらうことになった。

しかし、自分たちに何が求められているのか、はっきりしない。福島県側から緊急被ばく医療チームに何かを相談されることもなかった。原子炉の状況についても、テレビで報道される以上の情報は得られていなかったと谷川は言う。

「情報がないということは、最初に立ちはだかってきた大きな制約でした。また、情報はあっても錯綜していました。原子炉の状況も非常に不透明でしたし、避難状況についても、正確な情報は得られていませんでした」

そこで彼らは、現状の把握から取りかかることになった。県の担当者から、被ばく医療体制に関する情報を収集していったのである。そのなかで、ひとつの大きな問題が浮上したと細井は言う。

「現場がどういう状況になっているかをいろいろと確認しているなかで、避難してきた方々の体表面汚染がたいへんなことになっていると知り、それを第一の問題と認識しました」

当時、政府による避難指示の範囲が原発から半径二〇キロにまで拡大され、周辺の自治体も含めると、避難者の数はすでに一〇万人以上にまで膨れ上がっており、大量の人々が

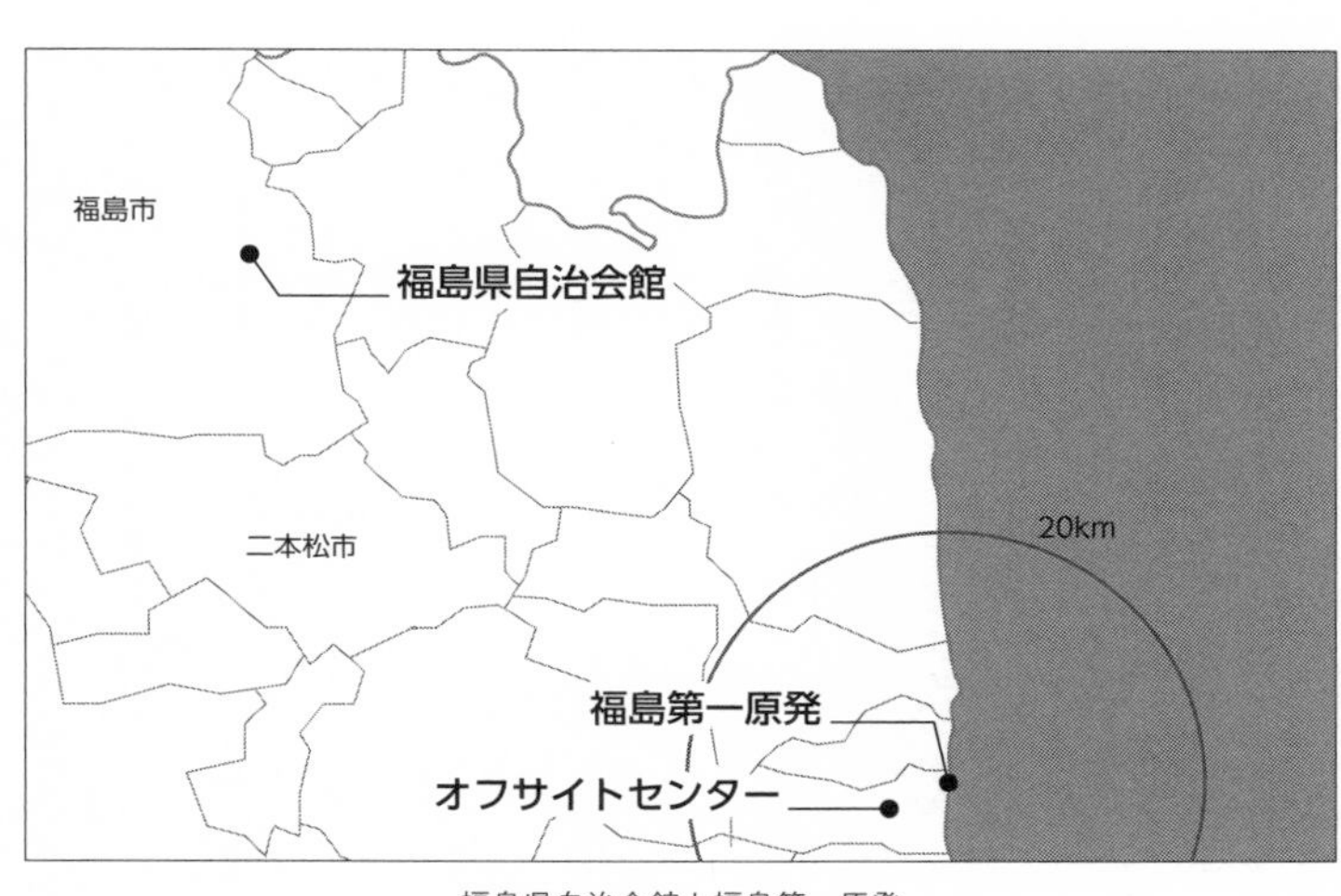

福島県自治会館と福島第一原発

避難所に殺到していた。

避難所では、一人ひとりに対してスクリーニングがおこなわれていた。第2章で触れた、二本松市の男女共生センターで廣橋らが関わることになった体の表面の汚染を調べる検査である。原発周辺から逃げてくる人々が、避難所に入るためにはスクリーニングを受けることが必要で、問題がないと見なされた場合に発行される「スクリーニング済証」がなければ、県外の避難所に受け入れてもらうこともできなかった。

一方、汚染の度合いが基準を超えていた場合、避難者は着ていた衣服をすべて脱ぎ、全身を洗い流す、つまり除染を受ける必要があった。そのために、避難所などに自衛隊などが設営する除染所が設けられていた。当時、除染が必要とされていた基準は、福島県の緊急被ばく医療のマニュアルによって、一万三〇〇〇ｃｐｍ以上と規定されていた。ｃｐｍ（カウンツパーミニット）とは、一分間あたりに測定器が検出する放射線の個数を意味している。

決まりはそうなのだが、現地では断水や停電が続き、自衛隊が除染のために用意した水も枯渇しつつあることが細井らに伝えられる。しかも、夜間には氷点下になることもある厳寒のなか、体を洗い流すためには、暖房も必要だった。多くの避難所が、そのための電力も設備も十分には供給できない状況にあるということが判明した。

緊迫した状況を細井は、次のように証言する。

「避難してくる全員がその基準を超えて汚染されていたわけではありませんが、基準を超えている人だけに除染の対象を絞り込んだとしても、必ずしも十分な量の水を確保できていなかったんです。それに、除染をしたとしても、多くの方は着替えを持っていなかった。非常に寒かったので、着替えもなしにそのままお帰りいただくというわけにはいかない状況でした」

この事態にどう対処するか――。それこそが、喫緊の課題として緊急被ばく医療チームに突きつけられた最初の難問であった。

2 迅速な避難か　確実な除染か

対立する意見

住民たちは、避難指示に従うかたちで着の身着のまま家を出てきていた。除染のために裸にされて、着ていた衣服を回収されてしまうことなど、誰ひとりとして想像もしていなかった。速やかな避難が必要というときに、除染には時間と手間がかかる。しかし、確実に除染をしなければ、放射線による健康リスクにさらされるのではないか――。

谷川らは、除染と避難のどちらを優先するか、協議をはじめた。定められているとおりの除染基準を厳密に適用すれば、除染が必要な避難者が、ある程度は確実に発生してしまう。だが、水は不足しており、水が使えたとしても暖房がないのでは、放射線による健康リスクとは別のリスクを避けられなくなる。たとえば低体温症だ。谷川は語る。

「私は救急医ですので、低体温症の患者さんを多く診てきています。低体温というのは、その場で命を失う場合もある重篤な状態です。ですから、まずはそれを予防するということが非常に重要になってきます。一方、仮に皮膚に放射性物質が付着していたとしても、それがどれくらいの量でどれくらいの影響を健康に及ぼすものなのか。除染を優先するのと、避難を優先するのとで、トータルな意味での健康リスクはどちらがより大きくなるのか。そういう観点から、専門家の方々のご意見をうかがいながら議論しました」

放射線医学を専門とする細井は、制御不能な原発からの一刻も早い避難を優先すべきだとして、除染基準の引き上げを主張した。

「現地で避難者たちのスクリーニングをしていたＤＭＡＴの方々などから話をうかがうと、実際に多くの避難者が放射線に汚染されていて、一万三〇〇〇ｃｐｍを超えている人も少なくはないが、一〇万ｃｐｍを超えているような人はほとんどいなかったとのことでした。基準を一〇万ｃｐｍまで引き上げれば、ほとんど除染をする必要もなく、迅速に避難を進めることができます。放射線の直接的な影響による障害を考えた場合、一〇万ｃｐｍの汚染があったとしても、それによる健康影響、健康被害といったものは非常に軽微、もしくはほとんどないに等しい。少なくとも、急性障害が起こる心配はない。それならば、早く避難したほうが住民の方々のためになります。住民の方々の健康を守るという意味では、除染基準を思い切って引き上げたほうが優れているのではないか」

なお、ここでいう「急性障害」とは、一度に多量の放射性物質による被ばくを受けた結果、下血・肌の紫斑・脱毛などが生じて、最悪の場合、そのまま直ちに死に至るような症状を指している。

一方、基準の引き上げに反対したのが、放医研の立崎だった。大熊町のオフサイトセンターに向かうために待機しているあいだ、除染の基準をめぐる谷川らとの協議に加わっていた。国の被ばく医療の拠点である放医研としての立場を表明したものだった。

「平時にそれなりに考えて作った基準でしたので、それを安易に引き上げるわけにはいかないというか、引き上げるのはよくないのではないかと。特例として、その場その場で例外として対処しなければならないという事情はあったと思いますけれども、基準を一律に引き上げてしまうのはよくないのではないかと思って、反対しました」

国が判断しないのだから

見えない放射線のリスクを前に、命をどう守るのか――。

議論の結果、谷川らは、除染をおこなう基準を一万三〇〇〇cpmから一〇万cpmにまで引き上げるべきという提案をまとめた。

立崎は、それ以上、強硬に反対しなかったと言う。

「結果として、多くの専門家の方が一〇万cpmでいきましょうとおっしゃったので、〝皆さんそういうお考えなら、それでけっこうです〟ということで話がまとまりました」

一〇万cpmという数値に、明確な根拠があったわけではない。そこまで上げれば対象となる人はほとんどいなくなるだろうという見立てと、それでも健康影響はほとんどないに等しいという細井の見解があっただけだ。それでも何がしかの判断を下さなければ、事態は打開できなかった。避難者は続々と押し寄せてくる。国の判断を悠長に仰いでいる余裕もない。

これは思うに任せない状況に押されて下した、「現場の判断」にほかならない。谷川はこう語っている。

「本来であれば、そのあたりは国がしっかりと音頭を取るべき事柄であろうかと思います。ただ当時は、情報も非常に混乱していましたし、携帯も電話もなかなかつながらないという状況でしたので、現場で判断するしかありませんでした。そういうケースは、災害のときには十分に起こりうることなのだと」

基準の引き上げを提案した細井は、自らの責任の重さを感じていた。

「結果として判断が間違っていたと見なされることになるのは、非常に怖かった。自分で責任を取らなければならない。国に判断を仰いでも、すぐに判断するわけではありません。現に住民の方々がどんどん避難してきているなかで、避難を待ってくださいと押し返すことは絶対にできません。とにかく一刻も早く措置をしなければならないという状況でした。ですから、それはとても怖かったです」

緊急被ばく医療チームからの「提案」を受けて、福島県は、翌日の三月一四日に除染基準変更の通達を出し、避難所等で運用されることとなった。のちに国もこの基準変更を追認している。

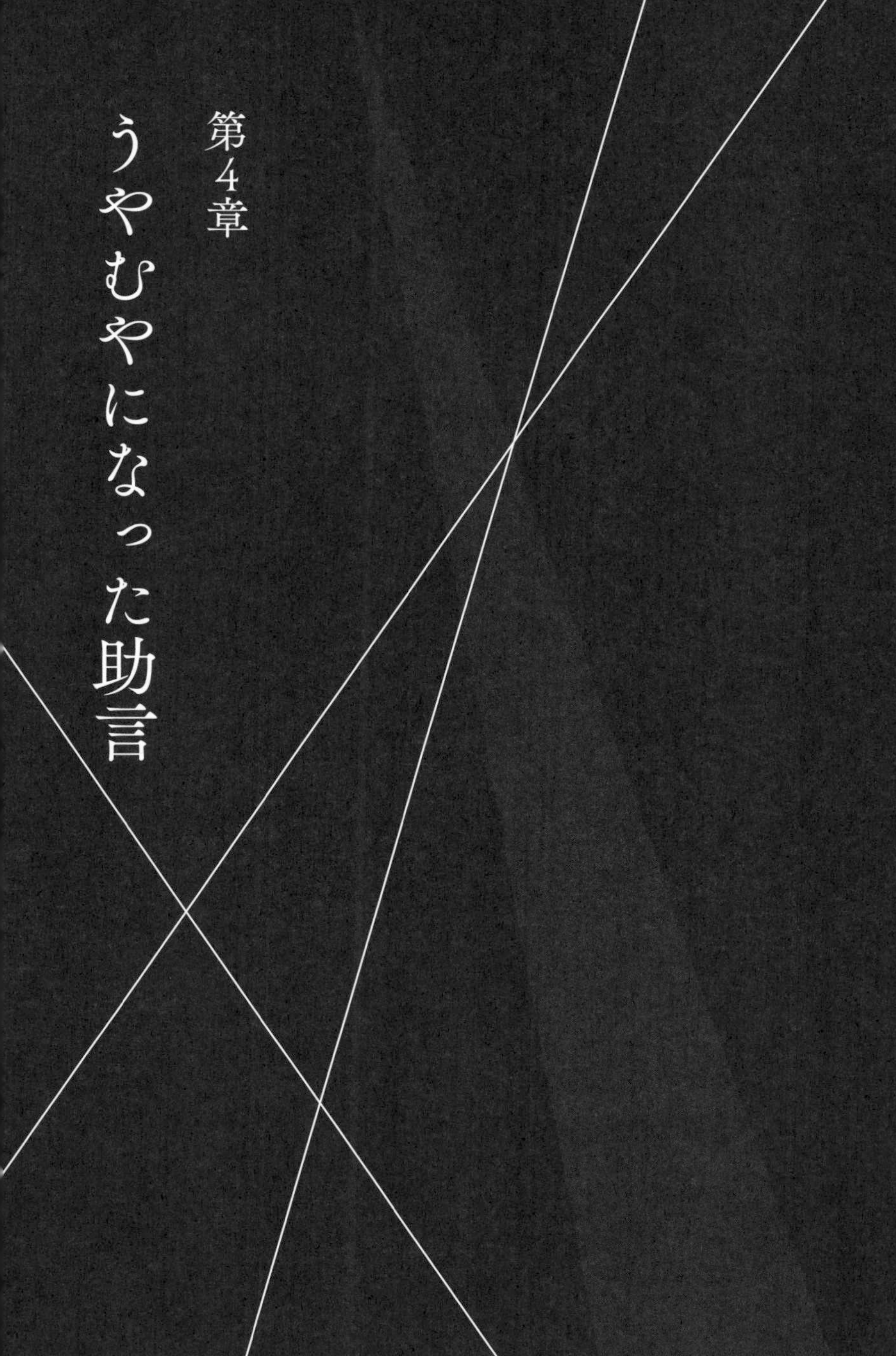

第4章 うやむやになった助言

1 甲状腺被ばくと安定ヨウ素剤

谷川らの緊急被ばく医療チームが福島で活動を開始したのと同じ三月一三日。放射線から子どもたちを守る対策をめぐって、国の原災本部と原子力安全委員会のあいだで混乱が起きていた。

放射線被ばくから子どもをどう守るか

当時、甲状腺の内部被ばくを憂慮していたのが、鈴木元（すずきげん）医師。放射線病理や放射線疫学を専門として、原子力安全委員会の調査委員を務めていた。原子力安全委員会は、原子力の安全確保の充実と強化を図る目的で組織された内閣府の審議会で、原子力に関して政府などからの諮問を受け、それに助言する役割を担っていた。

しかし、事故発生直後、鈴木に招集はかからなかったという。

「震災当日、翌日になっても原子力安全委員会から〝いますぐ来てください〟という連絡はなかったです。それで三月一三日になって、自分から原子力安全委員会に連絡を取りました。1号機の水素爆発についてテレビでも報道していましたし、私は委員会のなかで〝緊急事態対策調査委員〟という肩書きを持っていましたので、その職責をなんらかのかたちで果たさなければと」

鈴木が、甲状腺の被ばくを特に問題視していたのは、放射性ヨウ素131が蓄積されることによって、子どもにがんが引き起こされることが、チェルノブイリ原発事故以降、広く世界で知られたためだ。甲状腺は、成長や代謝を促進するホルモンを分泌する重要な臓器。被ばくから守らなければならない——。

鈴木が原子力安全委員会の事務所に到着したのは一三日の一六時ごろだった。

「どういう状況かというと、FAXで大量にいろんな情報が来ていた。それを見ていても全体像が見えないので、原子力安全委員のなかで工学を専門とする先生に、原発がどうなっているのかというのを聞いたのが第一です」

このときすでに原子力安全委員会は、原災本部の求めに応じて、現地の住民に対するスクリーニングの具体的な方法について協議をおこない、「スクリーニングレベルに関する見解」をまとめていた。安全委員会から原災本部に送信されたFAXの骨子は次のようなものだった。

ERC 総括班　　2011年3月13日(日) 0:59　P001/001

3/13 00:40受

ERC 播磨氏から
原安委本部組織で
確認したことを
奥氏から
播磨氏に
伝達。
済み

スクリーニングレベル（SL）に関する見解

衣服表面のGMサーベイメータによるサーベイ

（対象者全員について、サーベイの記録を残す）
SL：1万 cpm
1万 cpm 以上の方
脱衣　服のサーベイ
汚染あり　保管（ビニール袋など）
放射能減衰後返却可
汚染なし　服を返してよい
体のサーベイ
汚染あり　除染
汚染なし　衣服の結果次第
シャワー　もしくは拭き取りでもよい
安定ヨウ素剤　子供はヨードシロップ
40歳以上は希望者に投与
記録　行き先、行動、同行者

除染をしても1万 cpm 以上
NaI サーベイメータでのど（甲状腺）の測定
0. 1μSv/h 以上は線量を記録
記録　行き先、行動、同行者

「スクリーニングレベル（ＳＬ）に関する見解」のＦＡＸ

汚染の測定は、衣服と体の表面のそれぞれでおこない、体表面に一万ｃｐｍ以上の汚染が認められた場合、シャワーまたは拭き取りによる除染が必要である。

この見解と甲状腺の被ばくが、どう結びつくのか。ここで問題となるのが、「除染をしても一万ｃｐｍ以上」のくだりである。除染をしても、汚染の程度が下がらないとすると、衣服や体の表面だけではなく、体内にも放射性物質が取り込まれている、すなわち内部被ばくしている可能性が高い。

原子力安全委員会としては、それに該当する人に対して、喉（甲状腺）の被ばく線量の測定を、スクリーニングと同時におこなうべきだとの見解を示したのだ。この「見解」について、鈴木が説明する。

「避難してきた人々が、保健所や体育館などの救護所に集まってきます。そこに、スクリーニングをするスペースが設けられます。同じ場所に、甲状腺測定をするスペースも併設してほしいと言っているわけです。そして、除染をしてもカウントの高い人に関しては、甲状腺の直接測定をやってほしいと」

ヨウ素131の半減期

この測定はあくまで、スクリーニングから時を置かずにおこなう必要があった。なぜなら、甲状腺に蓄積される放射性ヨウ素131を、検知できる日数は限られているからだ。ヨウ素131の半減期はわずか八日のため、測定が遅れると、被ばくの程度を評価することが困難になる。それでは、子どもの健康を守ろうにも守れなくなってしまう。それを避けるためにも、できるだけ早く測定をおこなって、甲状腺被ばく線量の記録を残すべきだと鈴木らは考えていたのだった。

「どのくらいの放射線量がありえたのか。そのデータを取らないといけない。大部分の人は、一万三〇〇〇cpmもなかったでしょう。でも、そうではない少数のグループも実際にはいたわけです。そういう人たちについて、首などを拭き取って除染してから、きちんと測りなおしてほしかった。手とか足とかではなくて、頭部で。まさにそれこそが必要な情報だったんですね」

しかし、スクリーニングの対応ですら手一杯の状況下で、さらに甲状腺被ばくの測定が可能だったかといえば、それは机上の空論と言えるかもしれない。当時、その準備はまったく整っていなかった。現地にいる細井らの助言で、三月一四日以降は除染規準を一万三〇〇〇cpmから一〇万cpmに引き上げることになったことは、NaIサーベイメーターによる甲状腺被ばくの測定の機会を失わせることになる。

また、原子力安全委員会は、スクリーニングの際に内部被ばくが疑われた人に甲状腺の測定をおこなうことと併せて、「安定ヨウ素剤を服用すべき」という助言も国の原災本部に伝えていた。

安定ヨウ素剤の主成分はヨウ化カリウムである。放射性ヨウ素が甲状腺に取り込まれ

「ＥＲＣ医療班状況報告⑯」について

平成23年3月14日4：30
原子力安全委員会
緊急技術助言組織

表記「ＥＲＣ医療班状況報告⑯」の内容について、下記の通り助言致します。

4ページ、下から3行目、「13,000cpm を超えた者が30数名。その後除染。除染後再計測して低い数値だったため診療せず避難所へ戻る。（13,000cpm は独自の基準で、3/14以降は100,000cpm まで上げて対応（県立医科大の判断）」との記述があります。GM サーベイメータによる13,000cpm はおよそ表面汚染密度 40Bq/cm² にあたるものと思われますが、この数値がすべて内部被ばくのヨウ素によるものとすると、安定ヨウ素剤投与の基準値となる等価線量約 100mSv に相当します。よって、スクリーニングにおける基準値は、100,000cpm まで上げず、現行のまま13,000cpm に据え置いた方が良いと考えられます。

以上

「ＥＲＣ医療班状況報告⑯」について

る前に安定ヨウ素剤を服用すると、血中のヨウ素濃度の大半を安定ヨウ素で占めることにより、放射性ヨウ素の到達量を低減させる効果が認められていた。

この安定ヨウ素剤は、そもそも「一〇〇ｍＳｖ（ミリシーベルト）以上の甲状腺等価線量の被ばく」の場合に投与するとされていた。そして、原子力安全委員会は、福島で当初、適用されていた除染の基準値である一万三〇〇〇ｃｐｍは、等価線量一〇〇ｍＳｖに相当すると国の原災本部に指摘していた。すなわち安定ヨウ素剤投与の対象になりうるという助言だった。

この助言には、鈴木も最初から関与している。

「スクリーニング自体、もともとそういう手順で進めるものと決めてあったんですよ。甲状腺の内部被ばくがそれなりにある可能性が高いので、ある集団のなかのひとりが一万ｃｐｍを超えていた場合、その集団全員に安定ヨウ素剤を投与するというような助言を出していました」

しかし、こうした見解は現地に伝わらず、除染基準を超えた人に対する甲状腺の測定も、安定ヨウ素剤の服用指示も、実際にはおこなわれなかった。

2　届かなかった原子力安全委員会の助言

〝ヨウ素剤〟助言の行方

原子力安全委員会からの安定ヨウ素剤配布についての助言を待っていたのが、オフサイトセンター医療班の福島たちだった。医療班にとって、安定ヨウ素剤の配布は住民を被ばくから守る重要なミッションだ。じつは福島たちは、用意してきたヨウ素剤の服用指示を、自衛隊員たちに対してはすでにおこなっていた。

「私たち医療班の最初のミッションは、ヨウ素剤配布をどうするかということでしたので、きちんと協議していました。また、自衛隊の方々が第一原発に足を踏み入れるにあたって、線量計測を専門とする放医研の職員が一名同行して、自衛隊の放射線管理をするということでしたので、この計九名の方々に対しては、安定ヨウ素剤の投与を私たちでおこなっています」

そして、福島らは、国からの指示に備えて薬の数なども具体的に把握していた。

「安定ヨウ素剤の準備は進めていました。どの程度の量があって、何人に配布できるのかとか、そういったことを把握していました。また、安定ヨウ素剤配布を各市町村に指示する通知文はオフサイトセンターから発出することになっていましたので、その準備もしていました。どのタイミングで発出するかは、当然、原子力安全委員会からの助言待ちという態勢でいました」

そもそも安定ヨウ素剤は、国の原災本部、または県知事の判断を受けて、オフサイトセンターから住民に服用が指示される仕組みだ。

しかし、住民へのヨウ素剤投与の助言は、「オフサイトセンターに情報としてまったく入ってこなかった」と福島は証言している。また、避難住民への対応に苦慮していた緊急被ばく医療チームの細井も、こう証言している。

「原子力安全委員会から安定ヨウ素剤配布についての助言はあったようですが、それに従ってどうするのかという国からの指示は出ていません。本来なら国から福島県のほうに指示があって、それが各自治体に伝達されるということになっていたのですが、そういう指示は一切ありませんでした」

なぜ、このように情報が錯綜し、現場が混乱したのか。「政府事故調」の最終報告書に、その状況が記されている。

三月一三日の午前に原子力安全委員会は、一万cpmを超えた者に安定ヨウ素剤を服用させるべきであることについて、原災本部事務局となった原子力安全・保安院内に設置された緊急時対応センター（ERC）に連絡した。だが、連絡を受けた職員は、現場はすでに別の基準で動いているとして、助言をERCの医療班に伝えなかった。

そのため、一定の条件のもとに安定ヨウ素剤を服用させるべきことを記した、安全委

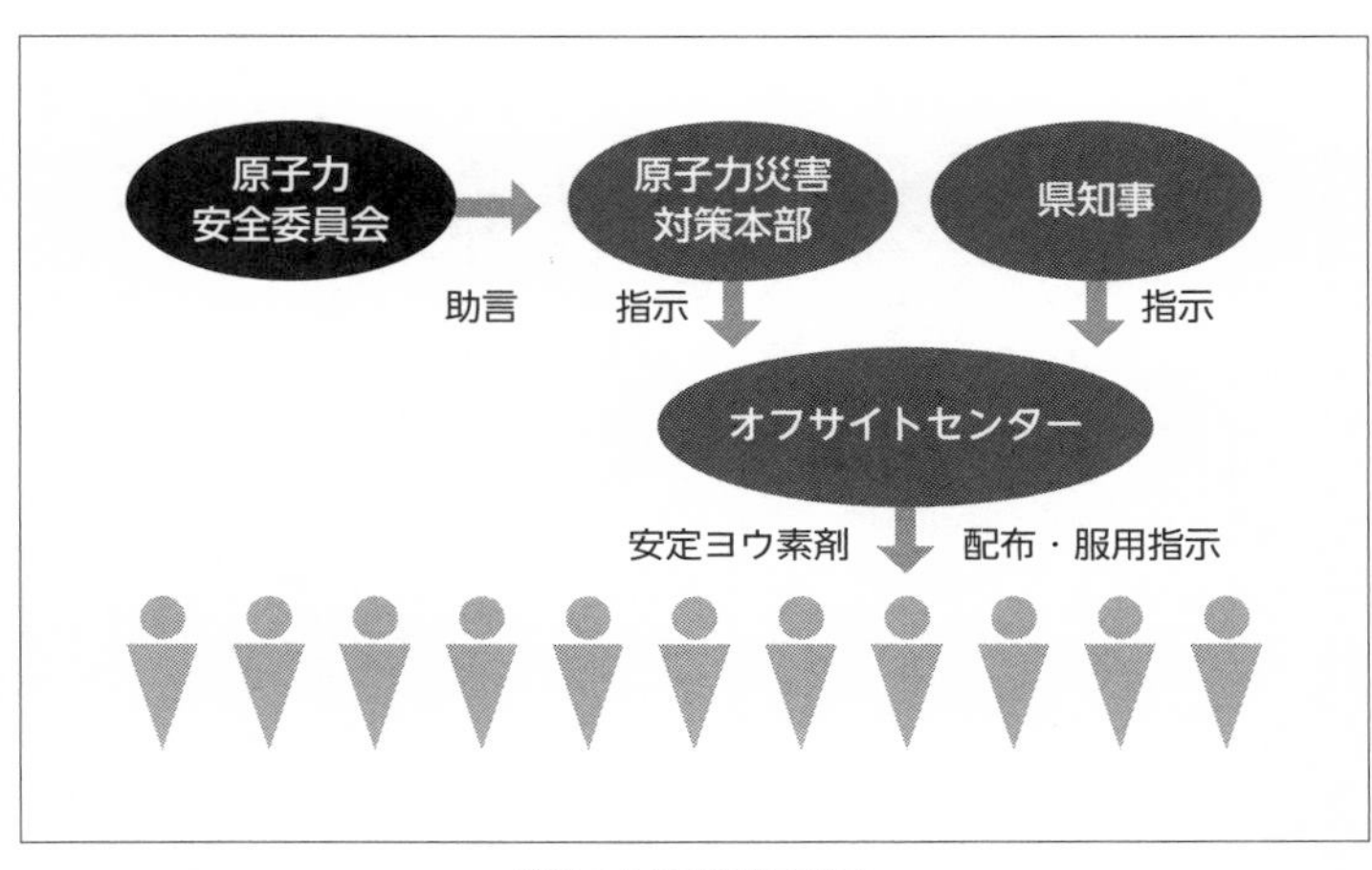

安定ヨウ素剤服用の流れ

員会の助言は、ERC医療班に伝わらず、必然的に検討もされず、現地対策本部にも伝えられなかった。

一方、原子力安全委員会の鈴木は、助言が指示となって現地に伝わり、服用されていると信じていたと言う。

「原子力安全委員会にいた人間にとっては、みんな投与されて飲んでいるだろうと信じていました。ただ、実際に投与されたかどうかという返事は、私たちのところには一切来ていないんですね。私たちは助言を出しているだけで、それがどう実行されているのか、あるいは実行されていないのかが見えない状況でした」

宙に浮いたままうやむやになってしまった原子力安全委員会の助言について、鈴木はこう述べている。

「いろんな先生に訊いたんですけども、〝そんなFAXをちらっと見た気がします〟と言っている方もいますね。ただ、当時の対策本部は混乱している状態にありました。情報管理などが徹底していなかったんだろうと思います。――まあ、失敗だったと言わざるをえないでしょうね」

住民の不安

国からの指示が届かないなかで、福島県の動きも鈍かった。

福島県地域防災計画により、国からの指示を待たずとも、県独自の判断で安定ヨウ素剤の服用指示を出す権限が、県知事には認められていた。しかし、福島県は国からの指示を待ちつづけ、自ら動かなかった。

三月一三日、避難所にいる住民たちの不安そうな様子を、ニュース映像が捉えている。特に、幼い子どもを連れた母親たちが、安定ヨウ素剤が避難所になく、配布されないことに強い懸念を示し、役場の職員に詰め寄る切実な声が記録されている。

「浪江の津島にいて、ずっと渋滞していて被ばくしたかもしれない」
「母乳で育てているので、影響あるのかが、すごく心配ですね」
「ヨウ素剤が避難所になくて、いつ届くかもわからない状態なので、待っている状態です。これからどうしたいいのか……」

母親たちは極度のストレスにさらされた。その後、この避難所に安定ヨウ素剤が届くことになる。

一部の地方自治体が、独自に配布指示をおこなったのだ。双葉町、富岡町、大熊町、そして三春町の四町だ。一方、いわき市と楢葉町は、避難住民に対する配布まではおこなったものの、服用指示は見合わせていた。放射線の空間線量や原子炉の状況についての情報が市町村にはなく、汚染がどこまで広がっているかもわからないなかでは、飲ませるべきかどうかの判断がむずかしかったからだとされている。

二〇一一年三月下旬、国は被ばく線量が高いと予想された川俣村、飯舘村、いわき市で、一五歳以下の一〇八〇人の子どもの甲状腺を測定した。検査を受けた子ども全員の甲状腺被ばく線量は、五〇mSv以下だった。しかし、データとしては少なく、全容の解明にはほど遠い。

福島の人はいまなお、不安にさいなまれている。

本来、安定ヨウ素剤の配布や服用を、国が明瞭な指示のかたちで示すことができなかった点に大きな問題があった。これを受けて、「東京電力福島原子力発電所における事故調査・検証委員会」による『政府事故調　中間・最終報告書』は、安定ヨウ素剤の服用については、各自治体等が独自の判断で住民に服用させることができる仕組みや、事前に住民に安定ヨウ素剤を配布することの是非について、見直すことが必要だと提言。国は、ガイドラインを見直し、原発から五キロ圏内の住民を中心に、事前に安定ヨウ素剤を配り、避難の際には速やかに服用することを決めた。

第5章
救出作戦が招いた悲劇

1 取り残された人々

三月一四日　未明　細井医師に緊急要請

「眠っていたら、私の携帯電話に女性の声で電話がかかってきて、〝まだ原子力発電所の近くに残っている人たちを官邸の命令で避難させることになりましたので、すぐに相双保健所に向かってください〟と言われました」

三月一四日未明のことを、細井医師はそう振り返る。

広島大学から派遣された細井・谷川両医師らのチームは、除染基準について協議をおこない、情報を収集したあと、宿舎で仮眠を取っていた。そこに「原子炉の状態がよくない」と緊急要請が飛び込んできた。福島原発3号機の水位が急速に下がりはじめ、きわめて危険な状態に置かれていたのだった。

患者の救出作戦

このとき、避難指示が出されていた原発から半径二〇キロの圏内には、まだ多くの入院患者や施設入所者が取り残されていた。そのため、自衛隊が中心となって、入院患者たちの避難搬送を一斉におこなうので、スクリーニングなどを支援してほしいという。

「国は、原発でさらなる大きな被害が生じる可能性があると判断している」

この電話を受けて、細井らは深夜にもかかわらず自治会館に再び集まって、対応を協議した。

再び細井と合流した谷川が語る。

「とにかく避難の支援に出向こうと、最初は翌日の早朝に出発しようかと話していたんですが。状況がどう変わるかもわからないので、結局その後すぐ、午前二時くらいだったと思いますけど、福島市を出ました」

谷川たちは休む間もなく、対応に追われていく。チームにとって慣れない土地であること、避難者が早朝からやってくる可能性もあることなども考慮に入れたうえでの判断だった。広島大学からは細井・谷川両医師と看護師二名、そして放医研の技術者四名による放射線検査チームという布陣で、原発の北に位置する南相馬(みなみそうま)市にある相双保健所に向かうことになった。その道中、車内は静まり返っていたと谷川は記憶している。

「移動中、会話することはありませんでした。誰もが発災以来、ほとんど休めていない状態でしたので、疲れを取るのは移動中くらいしかなかったんです」


原発から北へおよそ二四キロに位置している相双保健所に、広島大学のチームが到着したのは、早朝五時過ぎ。細井たちは、まず聞き取りをはじめた。

「保健所の方や看護師の方はタイベックスーツを着ていて、ヨウ素剤投与の準備もしていると。自衛隊の人もすでに到着して、建物の裏手で除染の準備を進めていました」

このころ、原発から半径二〇キロの圏内に取り残されていたのは、高齢者を中心とする一〇〇〇名近くの入院患者・施設入所者や医療スタッフたち。福島県の内部資料によると、小高赤坂（おだかあかさか）病院に八一名、南相馬市立小高病院に一〇三名、西病院に七五名、双葉病院に一六〇名、介護老人保健施設のオンフール双葉に三〇〇名、ひまわり荘に一三〇名、そしてドーヴィル双葉に九八名である。

入院患者のなかには、人工透析や痰の吸引などを定期的に必要とする重篤患者も含まれていた。今回、この患者たちを避難区域の外に速やかに救出するという。相双保健所

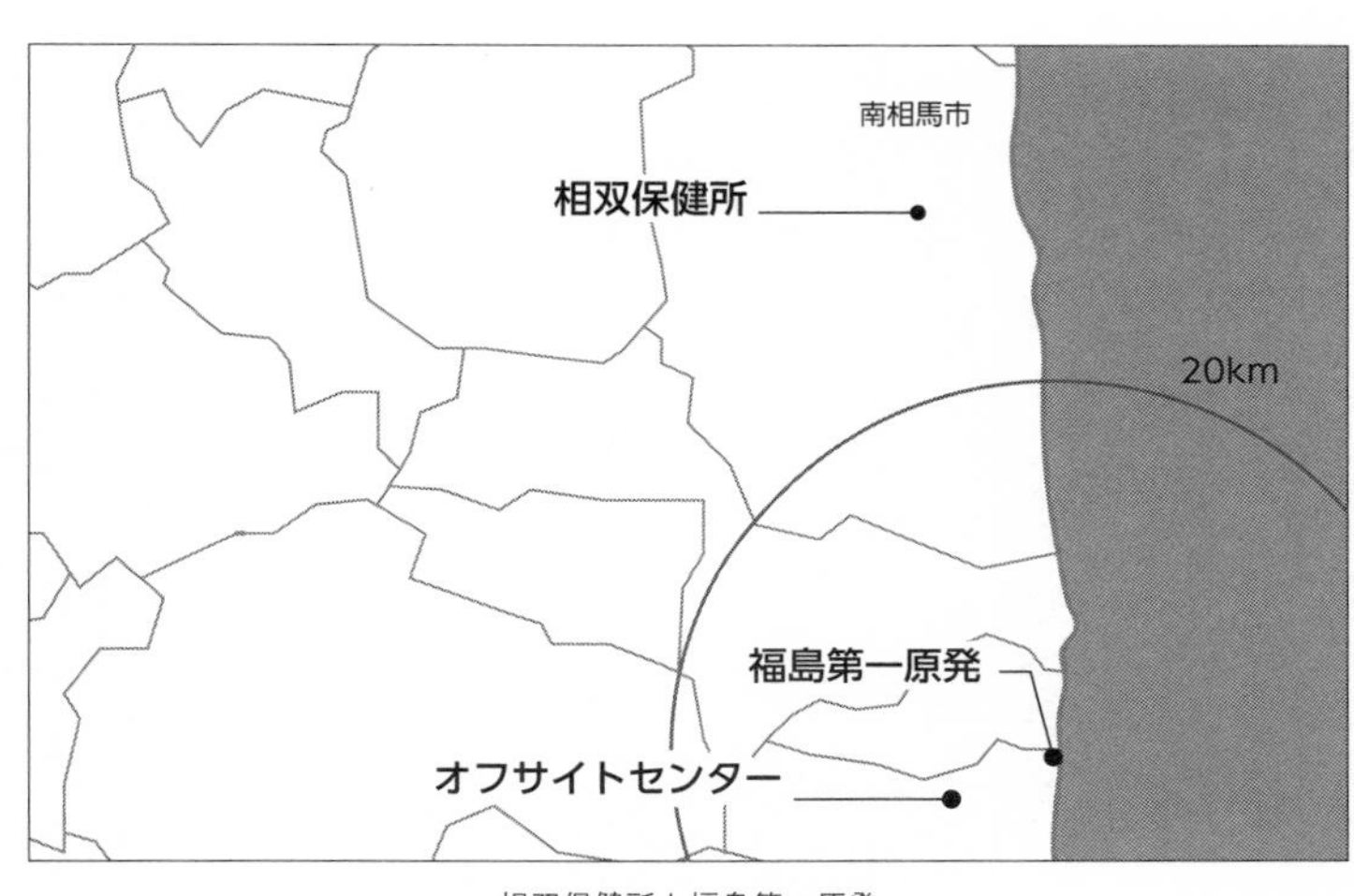

相双保健所と福島第一原発

は、搬送されてきた患者たちにスクリーニングをおこなう拠点と位置づけられていた。

保健所の前には大型バスが数台駐車できるスペースがあり、細井らが到着した時点で、すでに避難者を乗せてきたバスが数台停まっていた。さらに六時少し前から、避難者で座席を埋めつくしたバスが続々と到着しはじめる。細井らは、直ちにスクリーニングをはじめようと、様子を見にバスのなかに乗り込んだ。

その車内は、予想もしていなかった惨状を呈していた。座席から転げ落ちて、頭から血を流したままになっている高齢者たちがいたのだ。医師や看護師は、バスに同乗していなかった。谷川たちは、その場で治療をはじめた。

「医療的処置は、スクリーニングをおこなうという本来のミッションではなかったかもしれませんが、医療に関わることは、自分たちの役割だと考えていました。こうした緊急事態の際には、柔軟に対応する必要がありますし。ただ、私たちは医療を提供できるような装備はまったく携えてきていませんでしたので、相双保健所でできることには大きな制約がありました。けがされていた方は、救急車で南相馬市立総合病院に搬送してもらって、そこでどうにか対応していただいたと」

細井も、バスのなかの信じがたい状況を目撃している。

「なかには点滴を刺したままという人もいました。その状態でシートからずり落ちて、床に斜めに横たわっていたり。点滴台もないので、点滴用のボトルが床に転がっているんです。で、血液がチューブに逆流している」

ギリギリの決断

医療関係者も介護スタッフも付き添っていないなか、無理にバスのシートに座らされ、きわめて危険な状況で運ばれてきた高齢者たち――。通常であれば考えられないことだった。細井は、原発事故がもたらす罪深さを感じていた。

「中東とかそういうところで、戦争で避難してくる人々の様子などに報道で触れることがあります。日ごろからそういうのを見て、本当に悲惨だなと思うことはありましたが、それがこの日本で現実に起こっているのを目撃したわけです。戦争や災害が原因で、なんの罪もないこうした人々がこんな状態で避難しなければならない。そのことの悲惨さを思い知らされました」

こうした状況のなか、放射性物質による汚染を調べるスクリーニングをおこなうためには、一人ひとりバスから降りてもらわなければならない。しかし、それは困難を極めた。自力では座位を保持できないような人々に、バスから降りてもらうだけでもひと苦労だったと細井は言う。

「最初は全員、なんとかバスから降りていただいて、氏名や生年月日、どこから来たかなどを簡単に書いていただいたうえで、一人ひとりサーベイをして汚染の線量を記録するということをやっていたんですが、そのうち対象の人数が増えてきて、とても対応しきれなくなっていきました」

谷川は、一人ひとりをバスから降ろすことは、リスクが大きいと考えた。

「多くの方は高齢者で、認知症の疑いのある方もおられました。シートの下に潜り込んでしまって、なかなか出てこられないという方も。そういう人たちを全員バスから降ろして検査するというのは、やはり相当な労力が要りますし、リスクもあると」

細井らは、避難を迅速に進めるために、またしても判断を迫られることになった。救出されてくるのは、病院の入院患者や施設の入所者たち。バスに乗せられるまでは、屋内に退避している状態にあった。同じバスに乗ってきた人々は、皆、比較的近い線量を示していたことを考慮して、対応を改めることにした。

「バスの前のほうに座っている方、二名程度、後ろのほうに座っている方、二名程度をそれぞれ測定して、異常値がなかったら、そのバスに乗っている人たちについては全員問題なしと見なす、というかたちを取りました。とにかく早くスクリーニングをすませて、原発の近くから早く避難していただくということを最優先事項としたんです」

この相双保健所で細井自ら測定に携わってみると、避難してくる人々の汚染レベルは概して低かった。だが、当初の基準だった一万三〇〇〇ｃｐｍを超えている人も何人かいた。しかし、この日、細井たちの提案を受けて、福島県はスクリーニングレベルを一万三〇〇〇ｃｐｍから一〇万ｃｐｍに引き上げたため、時間をかけて除染をおこなわずにすんだ。細井は現場で安堵したと言う。

「非常に寒いなかでのことですので、その人たちを全員、外で除染するというのは、やはりベネフィットよりリスクのほうが大きい。基準値の変更は適切だったと感じました」

谷川たちはこうして、スクリーニングをおこない、患者を乗せたバスを次々と見送った。

「搬送先については、おそらく県がアレンジしている、というふうに理解していました。搬送先はすでに決まっているという情報もありましたし。私たちの役割は、その過程で放射線の測定というかたちで避難の支援を果たすことで、送り出された患者さんたちの受け入れについては、当然もう調整済みだろうと」

これで救出作戦はうまく進むはずだ……。

2 病院避難の功罪

長距離移動で奪われた命

相双保健所で簡略化されたスクリーニングを受け、送り出された入院患者・施設入所者たちは、その後、どうなったのか――。

搬送途中のバス車内の様子を、ある医師が撮影していた。バスのなかに体調の悪い患者がいるため、対応してほしいという連絡を受け、駆けつけたのだった。

撮影された映像には、布団などにくるまれた高齢者がシートに力なく腰かけている姿が記録されていた。車内に乗り込んだ看護師が、緊迫した声をあげる。

「こっちこっち、手がはさまってる。手を離して」

「おばあちゃんの下にもうひとりいるの」

「え、この下に?」

「生きてはいるけど埋まってる。次、助ける。待っていて」

バスのなかの患者は、ほとんど寝たきりの高齢者。自力で体を支えられない人たちが、バスで搬送中にシートからずり落ちて、座席の下で折り重なっていた。泡を吹いている人もいる。カルテもない。名前もわからない。

「先生、この人、死んでいる」

車内を確認したところ、バスのなかでは、すでに二名が亡くなっていた。

医師は救急車両を手配し、心臓マッサージをおこないながら近くの病院に搬送した。

「こんなことが起こるなんて……」

スクリーニングをすませて相双保健所を出たバスの多くは、長時間の過酷な移動を強いられていた。受け入れ先の病院の調整が進まなかったのが原因だった。

福島県の地域防災計画では、原子力災害時には病院が独力で患者の避難をおこなうものと定められていた。しかし、今回のように広域に及ぶ避難を想定したものではなく、避難区域内にある病院の多くは、そもそもその決まりを知らなかった。安全を確保できる搬送手段もないなかで、原発から半径二〇キロ圏内の全病院が全患者を自力で避難させることは、入念な準備をしていなければ不可能だった。

原発から半径二〇キロ圏内にあった病院や施設からの避難によって発生した死者は、少なくとも六〇名といわれている。特に、「避難前の時点」から「別の病院への移送完了」までのあいだに死亡した入院患者数は、双葉病院で三八名、双葉厚生病院で四名、今村病院で三名、西病院で三名。双葉病院の系列であるドーヴィル双葉の入所者は同病院の患者と一緒に避難したが、うち一〇名が死亡している。死亡者の半数以上は、六五歳以上だった。

原発から四キロの位置にある双葉病院からの避難では、二三〇キロ以上の長距離、かつ一〇時間という長時間の移動により、多数の患者が亡くなった。

三月一四日の一〇時半、隣接する系列の介護老人保健施設・ドーヴィル双葉の入所者も含めた合計一三四名が、自衛隊手配の大型バスなどで病院を出発し、スクリーニングを受けるために相双保健所に運ばれた。併行して、県の災害対策本部が、避難先となる医療機関を探したものの、見つからなかった。バスなどは結局、二〇時過ぎにいわき市の高校に到着したが、搬送途中に車内で三名が、いわき市の高校の体育館で翌朝までに一一名が死亡した。その体育館では、薄茶色の毛布にくるまれた無数の人々が、床の上に直接敷いたマットに横たわっていた。

医療支援で、現場に駆けつけたある医師が、こんな証言をしている。

「二八〇人くらい体育館に来ていたんです。具合の悪い人が多すぎて……。全員なんらかの、医療もしくは介護が必要な人ばかりでした。まずバスのなかでふたり、体育館のなかで八人、ぜんぶで一〇人、死亡を確認しました。私たちが去ったあとでも四人、そのあとの搬送先の病院でもさらに亡くなった人がいると聞いています。医療資機材もないなか、医師としてできたことは何もありませんでした。一般の病院に送り届けてあげられたら……」

「じいちゃん、寂しかったべ」

当時、双葉病院に入院していた、保延欣司(ほのべきんじ)さん(享年八二)は、三月一四日の過酷な移動が原因で、翌一五日に亡くなった。妻のミツ子さんは、欣司さんを看取ることができなかった。

「息を引き取るときくらいは、そばさいてやりたかったなと思って」

欣司さんはもともと大熊町にあるドーヴィル双葉に入所していた。だが、喉の筋肉が衰えて、自力でものを飲み込むことができなくなったことから、震災の一年ほど前に、双葉病院に入院し、寝たきりで点滴を受ける毎日を送っていた。

三月一一日の午前中、ミツ子さんは双葉病院を訪れて、欣司さんを見舞った。

「じいちゃん、また来っからな」と普段どおりのつもりで別れを告げて、家に帰ったこの日の午後、震災が発生する。

ミツ子さんは、浪江町で梨の栽培などをしていたこともあり、最初は避難しないつもりだったが、「原発が危ない」と聞かされて避難をはじめる。最初は、浪江町の北隣に位置する南相馬市小高にいたが、避難区域が拡大していくにつれて、次第に原発から離れた方向へ向かって、親戚の家などを転々とすることになる。

欣司さんについては、「あの病院にいれば大丈夫だべ」と思っていたという。双葉病院は建物が頑丈だと聞いていたからだ。医師も看護師もいるし、欣司さんの世話もしてもらえているはずだと考えていた。

ミツ子さんが、伊達市にある弟の家に身を寄せていたところ、福島県の災害対策本部から、電話がかかってきた。欣司さんの遺体確認に来てほしいという旨の連絡だった。

欣司さんは三月一五日には亡くなっており、その連絡がついた時点ですでに五日か六日は過ぎていた。

翌日、車でいわき市に向かい、遺体を目の当たりにしたミツ子さんは、言葉を失った。

「間違いなくじいちゃんだわ、これは――。そう思ってね。胸がいっぱいになり、口を開いたら何かが出てくるんでねえかと思って、なんにも言えねかったな……」

ミツ子さんは、欣司さんが具体的にどういう状況で息を引き取ったのか、最初はまったくわからなかった。

「亡くなったとき、どんな状況だったのか、私はやっぱり知りたくて」

一体、夫がどんな状況に置かれていたのか――。

何かわかることはないかと望みを託して、ミツ子さんは新聞社に手紙を送った。すると、関連する記事のコピーが返送され、詳細がわかってきた。欣司さんは、一〇時間もバスに揺られ、あちこちをたらい回しにされたあと、最終的にはいわき市の高校の体育館で降ろされ、そこで亡くなったのだと書かれてあった。

「じいちゃん、寂しかったべ」

元気なころの欣司さんは、買い物が好きなミツ子さんのために、年金が入ると銀行でお金を下ろしてきてくれていたという。ところが、よく財布をズボンのポケットに入れっぱなしにしていた。

洗濯のときはミツ子さんも注意するようにしていたが、ミツ子さんもそのことを忘れ、財布ごと洗ってしまい、紙幣を一枚ずつ乾かさなければならなかったことが何度もあったそうだ。

福島なまりで、そんな笑い話を披露しながら、ミツ子さんはぽつりとつけ加えた。

「あの人とは火花を散らすような喧嘩もしたけども、でも楽しかったな、じいちゃん。やっぱり一生を一緒に過ごした人だから、忘れることはできない……」

ミツ子さんが目を落とした地方紙の一面には、こんな記事の見出しが躍っていた。

東電原発事故　強制起訴裁判
旧経営陣に禁錮5年求刑
指定弁護士「津波対策 怠った」

「やっぱり原発さえなかったら、もっと生きていたんでなかったかなと思うんです。原発が爆発した、あの災難さえなかったらな。そんなことを思っています」

準備不足でおこなわれた避難

入院患者を救おうと強行された作戦が、結果として多くの命を奪ってしまった——。

広島大学から派遣されていた谷川はいまも自問自答している。

「病院の避難というのは、たいへんなマンパワーを必要とします。一日に八〇〇人を動かすというのは、非常に無理な数字であった。避難先の確保も含めて、避難後も治療が継続できるような仕組みが本来必要であったわけですが、そうした備えをまったく欠いていました。忸怩たる思いです。本来であれば、避難というのは、放射線からの健康影響を低減するために、もっとも有効な方法としておこなわれる防護策なんですけど、十分な体制が整っていない状態でそれをおこなうと、逆にそれがいかに甚大な影響を健康に及ぼすのか。それは、放射線それ自体が与える健康影響の比ではないのです。私はいまでも、そのように感じています」

一方で、放射線医学を専門とする細井は、原子炉が危うい状況のなか、避難をさせたことはやむをえないと考えている。

「福島第一原発の事故について、〝今回は、幸いにもそれほど大きな事故にはならなかった〟という言い方をすると、多くの人はびっくりされるんですけど。そういう人は、もしも福島第一原発にあった放射性物質がすべて外部に放出されていたとしたらどうなっていたのか、それがわかっておられないのではないでしょうか」

下手に避難を強行するよりも、むしろその場に留まっていたほうが、健康影響は少なくてすんだのではないか——。今回の救出作戦について、そういう見方もあることは細井も承知している。しかし、それはあくまで結果論だと細井は言う。

「結果論としては、あのまま留まっていたほうがよかったと思います。ただ、それはあくまで現時点から見たうえでの結果論であって、原子炉の状況がもしも収束せず、もっと悪化して最悪の状態になっていたとしたら——と想像すると、やはり、当時入院患者や施設入所者たちを避難させたことは、判断として正しかったのではないか」

避難を強行したことが正しかったのか正しくなかったのか。その答えは、一概に出せるものではない。しかし、病院避難をおこなうには、あまりにも準備不足だった。

第6章
〝安全神話〞の崩壊

1　3号機爆発——汚染患者受け入れをめぐる混乱

細井らが、相双保健所で入院患者・施設入所者たちへのスクリーニングに苦慮するさなか、さらなる危機が訪れる。一四日午前一一時一分、原発3号機の水素爆発である。消防や自衛隊が、3号機への注水準備を進めていた矢先、原子炉建屋内の圧力が限界に達した。3号機は、オレンジ色の閃光（せんこう）を放って、大小の瓦礫と粉塵を巻き上げた。黒く巨大な煙は、一気に数百メートルほどまで立ちのぼった。

原発で負傷者が出た！

東電のテレビ会議システムの録画映像が、爆発の瞬間を記録している。爆発直後、福島第一原発の吉田昌郎（よしだまさお）所長が東電本店に呼びかけている。

「本店、本店。たいへんです、たいへんです。3号機、たぶん、水蒸気だと思う……爆発がいま起こりました」

「一一時一分です」と伝える吉田の声は、裏返っている。

「行方不明の人がいないか、班長が集約してください。まわりの方でいないか確認してください。至急お願いします。特に3、4号機方面の方でいない方がいれば、至急連絡してください」

そして吉田は、福島第一原発の医療班に指示を出した。

「医療班、医療班、医療班、医療班。負傷者が必ず出てくるので、その受け入れ見て、て、それを確認してください」

爆発の衝撃は、原発から五キロのオフサイトセンターでもはっきり感じ取ることができた。当時、オフサイトセンター医療班として活動していた放医研の福島看護師は、そのときのことを克明に覚えている。

「一回だけ、ドンとすごい音がして、体が浮き上がるような感じがしました。その瞬間、窓の外を見たら、第一原発のほうから煙が出ているのが見えたんです」

当時、福島は、「汚染されている」と運ばれてくる東電の作業員に除染したうえで、急性障害などが出ていないかどうか確認するといった作業をおこなっていた。そのさなかでの爆発だった。

この日の早朝に、福島市の自治会館からオフサイトセンターに到着したばかりの放医研の立崎医師も、爆発の衝撃を感じた。

「爆発したときのことははっきりと覚えています。医療班のブースにいたんですが、その瞬間に全体がざわついたというか、〝たいへんだ、爆発だ〟という感じの声が飛び交って、ふと原発側の窓を見たら、煙が立ちのぼっているのが肉眼ではっきり見えました」

この爆発で、原発構内にいた作業員七名と自衛隊員四名が負傷。このうち、負傷した自衛隊員が、爆発から約三〇分後にはオフサイトセンターに運び込まれた。

オフサイトセンターで応急処置だけはしたものの、本格的な治療をおこなう病院へ搬送しなければならない。しかし、その調整はうまくいかなかった。

搬送先を探すには、まず県の災害対策本部に打診しなければならない。しかし、第1章で述べたとおり、当時のオフサイトセンターは、通信にかなりの制約がかかっていた。オフサイトセンター全体で二台くらいの衛星電話が使えるのみという状況だったため、各部署が常に順番待ちをしていた。こちらから、なかなか電話をかけられないうえに、相手から電話をもらっても、こちらが通話中であることが多かった。

苦しい状況のなか、立崎は対応に追われた。各所に連絡を取りつづけた立崎は、当時、南相馬市の相双保健所にいた谷川の携帯に電話した。その電話は幸運にもつながり、オフサイトセンターでのトリアージなどの支援を求めた。

電話がかかってきたときのことを、谷川が証言する。

「携帯に連絡を受けて、〝爆発した。負傷者がいる〟と聞かされたのが最初です。それまで3号機が爆発したという情報は、私たちのところには入っていませんでした。トリアージしたりするのに支援が必要なので来てほしい、という趣旨でした」

すでに半径二〇キロ圏内には対応できる医療機関が存在しないため、重傷者が発生した場合、現場での初期対応が重要なポイントになる。谷川らは、準備を進めることになったが、原発から五キロに位置するオフサイトセンターへの移動手段がなかなか決まらなかった。

「県の災害対策本部に打診して、防災ヘリの活用ができないか調整していただいたんですが、防災ヘリは飛ばせないということでした」

防災ヘリがだめなら、救急車で搬送してもらうのはどうか。そう考えた谷川は、南相馬市消防本部に掛け合ってみた。だが、救急車による医療チームの搬送はできないと断られる。その合間に、オフサイトセンターとも連絡を取って状況を確認しようと試みたものの、電話がつながらなかった。

移動手段が決まらないあいだにも、時間は過ぎていく。谷川らの出した答えはこうだ。もはや、自力で向かうしかない――。

爆発を起こしたばかりで、その先行きも見えない原発の方向に自力で向かうことについて、同行するメンバーのあいだで異論はなかったと谷川は言う。

「特に抵抗もなく〝すぐ行きましょう〟という話になりました。特に私は救急医として活動していましたし、細井先生は放射線の専門家です。そういう意味で、いいペアだったんでしょうね」

このときのことについて、細井もこう証言している。

「私のほかに看護師も二名おりましたが、行くことについて躊躇はありませんでしたね。ただ、爆発した直後の、しかもまだこれからどうなるかもわからない原子力発電所の近くまで行くというのは、普通だったらちょっと考えられないことだと思います」

こうして四名の出発は決まったものの、相双保健所の所長はそのことに強い懸念を示したという。唯一の医療チームが保健所からいなくなってしまうことになるからだ。谷川は、負傷者に命の危険が迫っていること、自分たち以外に対応できる人員がいないことを伝えて、所長を説得するほかなかった。

現場に向かうものの……

三月一四日の一二時四五分、谷川ら四名は、防護服とマスクを身につけたうえで、車に乗って相双保健所を出発した。

救急処置用の装備を何も携えていなかったため、まずは保健所近くの南相馬市立総合病院に立ち寄り、胸腔ドレナージセットと外傷処置セット一式を借り受けていくことにした。病院は、出入りが救急外来入口のみに制限されており、出入口受付前の床にはビニールシートが敷き詰めてあるという、ものものしい様相を呈していた。

細井が、当時のことを振り返る。

「タイベックスーツを着たスタッフの方が、入り口に二重に並んでおられているのを見てびっくりしました。患者さんがふらりと入ってきたりしないように、汚染のチェックなどをする構えでそうなっていたんだろうと思いますが、当時、このあたりの空間線量率はそれほどのレベルではなかったんですね。入ってくる人が体表面汚染していたとしても、二次災害などが発生する恐れはほとんどありませんでした」

目に見えない放射線に対する過剰防御——。

放射線の専門家である細井は、福島入りしてから折々にそれを目にしていた。

「知識がないと、疑心暗鬼に駆られてしまうんだと思います。目に見えないものだけあって、実際にはほんの小さな危険にすぎなくても、過大評価してしまう。知らなければ、放射線というだけで過剰に怖がってしまうのも無理はないのかもしれませんが、正しく対応するためには、知識を持っておくことがやはり重要だと」

細井や谷川たち、広島大学のチームは、病院から医療資機材を借り受け、東電関係者が運転する車に先導されるかたちで、大熊町のオフサイトセンターを目指した。谷川が運転手を務め、細井は放射線量を把握する役割を担った。細井が語る。

「放医研のモニタリングカーなら線量計がすべて揃っていたんですが、私はポケットサイズの個人線量計しか持っていませんでしたので、それを手に線量率の増減を見定めながら、その都度どうするか考えるという態勢でいました」

県道三六号線を先導する東電関係者の車のスピードはあまりに速く、ついていくのがやっとだった。細井は続ける。

「現地の緊張度が高いということは、そのことからも推して知れました。私たちとしては、そのままオフサイトセンターまで行って、可能であれば原発の構内まで足を延ばして傷病者の対応をするつもりでいたんですが、いまから思えばちょっと無謀でした。途中で道路に大きな亀裂ができていて……」

地震による道路の倒壊や破損は、予想を超えたものだった。横にざっくりと裂け目の走ったアスファルト、損壊のために通過できない橋梁などにたびたび出くわした。そのたびに立ち往生し、ルートを変えた。先導していた東電関係者も、「昨日は通れたんですが……」と首を傾げていたという。

谷川が回想する。

「道路の損壊は、オフサイトセンターに近づくにつれて激しくなっていました。橋が壊れていてわたれないところもあったりして、予定していたルートを途中で二度も変更しました」

そうして、オフサイトセンターまであと五キロという地点にまで来たところで、放射線量が跳ね上がった。その値は、放射線医学を専門とする細井が、身の危険を感じるレベルだった。

「本当にどんどん線量率が上がっていって、それがあまりにも急速なので、率直にいって恐怖を感じました。一秒に一μSv（マイクロシーベルト）ぐらい、ぼんぼんぼんぼん数字が上がっていくんで。この先、どれだけ線量があがるのか、もうわかんないと思いました。私も放射線を仕事で扱っているので、一μSvというと大したことないんだけど、あまりにも線量が急速に上がっていくので、もうこれは厳しいと」

考えたあげく、細井は撤退の判断を下した。あと一歩のところで撤退するのは惜しいという思いもあったが、放射線量を管理する専門家の立場としても、これ以上進んでいいという判断はできなかった。

谷川も、こう語っている。

「もしかしたら、行けたのかもしれないとはいまでも思いますが、同行しているなかには若い女性の看護師さんもいましたし、これは断念せざるをえないなと考えました」

結局、細井・谷川らは、相双保健所に引き返すことになる。

現地に負傷者が取り残されることになった。

こうしたあいだにもオフサイトセンターでは、立﨑が負傷者の搬送を調整しつづけていた。

「自衛隊員の方二名を放医研と福島県立医大に搬送するというのは、比較的早期に決まったんですが、原発作業員の方三名については、日が暮れても搬送先が決まりませんでした」

受け入れ先が決まらない

3号機の爆発で負傷した七名の原発作業員は、福島第二原子力発電所（以下、福島第二原発）の診療所に搬送されていた。そこで、彼らのうち三名には医療機関での対応が必要と判断された。だが、受け入れてくれる医療機関が決まらず、その後も発電所内に寝かされたままになっていた。

負傷者を搬送しようにも、オフサイトセンターから電話で連絡をつけることさえままならず、連絡がついたとしても、3号機の爆発で発生した患者を忌避する医療機関が少なくなかった。オフサイトセンター医療班にいた福島は、〝患者の除染はすませている〟

と伝えても、受け入れられなかったと証言する。

「その調整は、うまくいきませんでした。地震や津波も含めた複合災害のさなかに、被ばくした可能性のある患者さんを優先的に受け入れることはむずかしかったし、そんなスキームもなかった。病院自体が汚染されてしまうと思われたのかもしれません」

立崎は、この状況に危機感を覚えていた。

「爆発から数えれば七、八時間は経過していたということですね。本当にフラストレーションが募っていました。そんな時間になっても搬送先が決まらないことにある意味、絶望的というか、このままどうなってしまうんだろうという気持ちがありました」

そこで事態を打開するため、福島は放医研の放射線測定の専門家とともに、福島第二原発の診療所まで赴くことになった。搬送しながら、受け入れ先を探そうというのだ。

「負傷者を受け入れるという訓練はそれまでもしていましたが、自分が発電所内まで出向くということは想定していませんでした。ただ、放医研は放射線災害に関して国で随一の専門機関ですので、どういう状況であれ、そこに飛び込んでいけるのは自分たちくらいしかいないのだろうという認識は持っていました」

福島第二原発の入り口付近では、東電職員が持っていた個人線量計のアラーム音が鳴りつづけていたという。原発内というだけあって、診療所は放射線管理区域と同等の扱いになっており、飲食も禁じられていた。いずれは負傷者たちが脱水症状を起こすのではないかと、福島は気が揉まれた。

「早めに医療機関に受診させてあげたいなという気持ちは強かったですね。ですので、私たちが消防の方々と一緒に搬送先の医療機関まで出向いて、説明させていただくのが一番いいのではないかと考えました」

ところが、搬送先すら決まらないなかで、消防も負傷者の搬送に難色を示していた。放医研のメンバーは、救急車の汚染検査を依頼されたが、バックグラウンドレベルが高すぎて、サーベイメーターでは測ることができなかった。自分たちが搬送すること自体に消防が抵抗しているというより、搬送しても受け入れてくれる医療機関がないのではないかということを懸念しているように思えたと福島は言う。

「そういう患者を運んでいっても、病院で受け入れてもらえなかった、という経験があったんじゃないかと思います」

何度も説明をおこなって、消防の協力を得ることができ、救急車と放医研の車両が負傷者を乗せて福島第二原発を出発しようとしたところ、今度は消防に退避命令が下った。

「まさにこれから搬送しようという、そのときのことです。〝退避命令が出ましたから、自分たちはこれ以上搬送できません〟と言われました。消防としては、命令に従わないわけにはいかないですよね」

そこで唯一、通信可能な手段であった東電のPHSを借りて、放医研の緊急被ばく医療研究センター長に状況を説明し、地元の消防を説得してもらうように依頼。福島第二原発の診療所の所長にも協力を依頼した。こうして再び地元消防が患者の救急搬送を担うことになった。話は二転三転していた。

その後、負傷者を乗せた救急車は郡山市までたどり着いたが、消防からの要請にもかかわらず、市内の病院からは受け入れを断られてしまった。この三名が最終的に福島県立医大に搬送されることになったのは、翌三月一五日のことだった。

原発事故前から、オフサイトセンターでの訓練も実地で積んできていた立崎の口ぶりからも、思うようにことを進められなかった悔しさがにじむ。

「結果としてかなりの時間がかかってしまいました。とにかく通信網が不全を抱えているなかでは、オフサイトセンターとしてまっとうに機能しろと言われても、そもそも無理がありました。それに当時は、あそこが消防や自衛隊が第一原発に向かう際の前線基地のような扱いになって、スクリーニングや除染などをおこなっていました。そういう想定していなかった機能も加わってしまって、本来のヘッドクォーター（司令部）としての機能を十分果たせるような状況ではなかったんですね」

2 「いつまでこんな素人に」

福島県立医科大学附属病院

原発構内で発生した負傷者の受け入れが難航するなか、その治療を担うことになったのが、原発から約六〇キロの位置にある福島県立医大附属病院だった。県内で唯一、二次被ばく医療機関の指定を受けていた病院である。3号機の爆発で負傷した自衛隊員のうちの一名、のちに原発作業員のうちの三名が、この病院に運び込まれることになる。

最初の一名が、福島県立医大に自衛隊のヘリコプターで搬送されてきたのは、三月一四日の夜のことだった。原発構内で、コンクリートの塊を頭部に受けたというこの負傷者には、頸椎損傷の恐れがあった。対応を任されたのは、この病院で救急外来のリーダーを務めていた長谷川有史。プロローグで紹介した医師である。

「とにかくすぐに診る必要があるから、福島県立医大で引き受けるようにというお達しがあったようです。診れる、診れないじゃなくて、そちらで診るしかない、という口ぶりで。それで当時の上司から、〝おまえが診ろ〟と指示されました」

このとき、長谷川は、動揺を隠せなかった。二次被ばく医療機関の救急外来担当とは言っても、それまで実際に原子力災害から発生した負傷者などを診療した経験などまったくなかったからだ。

ここで、この瞬間に至るまでの長谷川の足取りを追っておこう。

三月一一日、震災発生時点では、長谷川は福島県立医大ではなく、福島市から一〇キロほど離れた病院で診療に当たっていた。奇しくも救急車で運ばれてきた過換気症候群の患者を診ていたところだったという。

「あまりの揺れの大きさに患者さんがびっくりして、それがきっかけで結果として患者さんの過換気が収まってしまうという現象が起きるほど、これまで経験したこともな

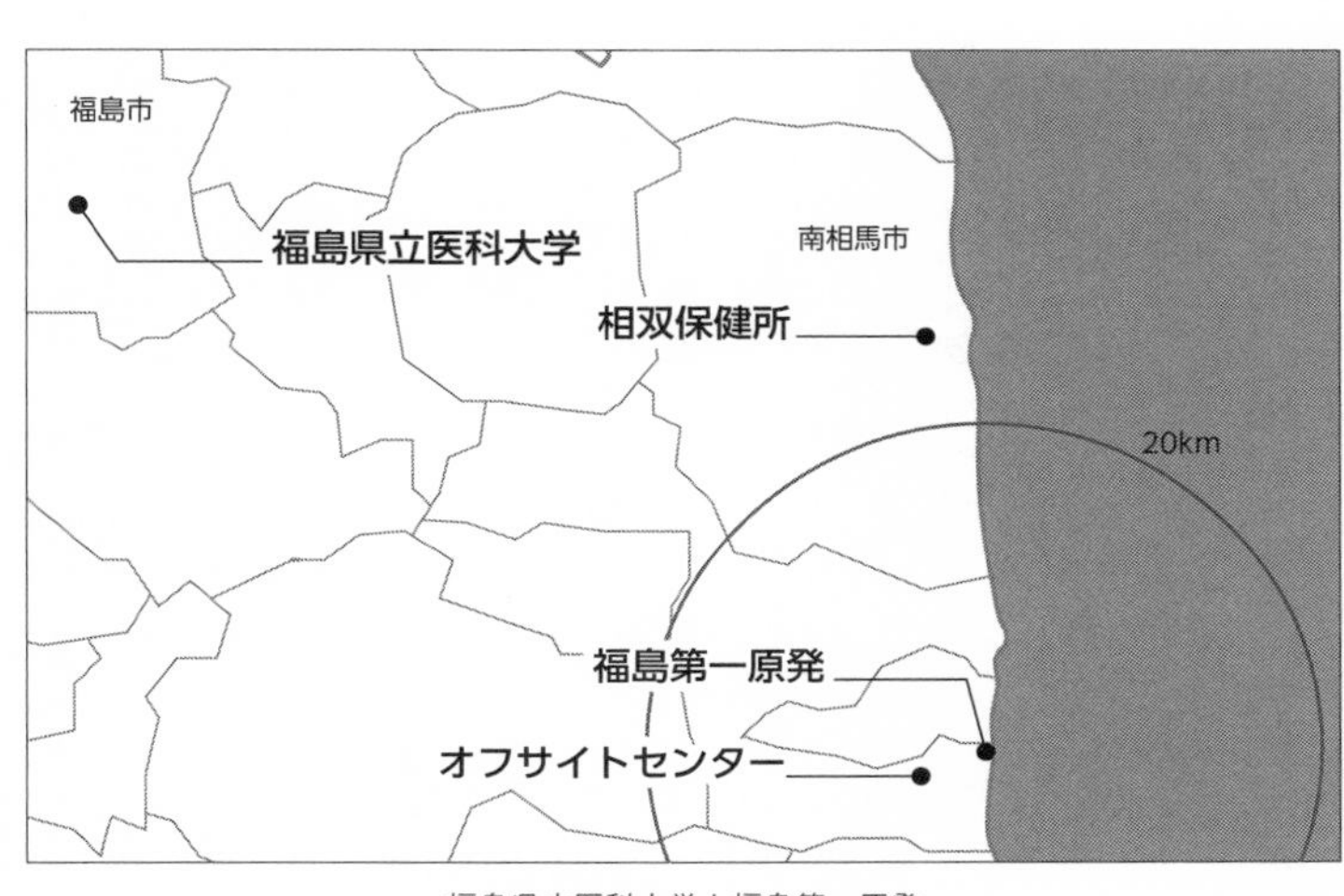

福島県立医科大学と福島第一原発

いほど大きな揺れでした」

その後も何度となく余震が起きるなか、病院の倒壊を警戒して一時、患者とともに屋外に避難したりしていた長谷川だが、その病院の常勤をしている同級生から、助言を受けた。

「宮城や岩手のほうでは激しい津波が起きていて、たくさんの人が死んでいるそうだ。たぶんおまえにも派遣要請がかかるだろうから、福島県立医大に向かうべきだ。ここの診療は俺に任せて、おまえは大学に戻ったほうがいい」

長谷川は、福島県立医大では災害医療チームの一員でもあった。助言に従って医大に出向くと、病院内にはすでに災害対策本部が設置されていた。偶然だが、ほんの一、二カ月前に東北地方のＤＭＡＴの訓練が福島県立医大でおこなわれ、救急外来のリーダーという役割で長谷川も参加していた。今回の災害でも、そのときの体制のままのぞもうということになり、長谷川は救急外来のリーダーとして、医療支援チームの受け入れ準備を進めることになった。

救急外来に搬送される救急患者に対応するとともに、長谷川は、手が空いていれば病院を訪れる人をチェックして、実際に医療的処置が必要な状態であるかどうかを見定めるトリアージに携わった。地震・津波の直後であるだけに、骨折や津波肺（津波で飲み込んだ海水などが原因で肺が炎症を起こす症状）など、救急医療が必要なケースが相次いで発生していた。

一一日、一九時過ぎには、政府から原子力緊急事態宣言が発出される。しかし長谷川は、原発事故が起こっているという認識を、その時点では持っていなかった。

「本来なら原発を意識すべきだったんですが、当時は目の前の患者に対応することで手一杯でした。テレビやラジオに触れる余裕もありませんでしたし、入ってくる情報はすべて人づてで、状況もよくわかっていませんでした」

政府関係者からの電話

翌三月一二日の早朝には、原発から半径一〇キロ圏内の住民に避難指示が出され、同日一五時三六分には、原発の1号機が水素爆発を起こす。目の前の業務に忙殺されていた長谷川は、人づてに耳に入ってくるいくつかの断片的な情報から、どうやら原発事故が発生しているらしいということをようやく認識したという。

「放射線関係の医師や技師たちが、放射性物質に汚染された患者の検査場を病院の入り口に設けようとしているのが目に留まりました。そのうち〝原発が損壊した〟という情報も入ってきて、避難してくる住民の放射性物質汚染の度合いを検査しなければならないから、その検査に向けて救急からも要員を出してほしいなんて話が飛び交っている。そのあたりで、〝ああ、そういうレベルの事態に直面しているんだ〟って初めて認識した次第です」

こうしたなか、一三日に一本の不審な電話が長谷川にかかってきた。患者用のストレッチャーで仮眠を取っていたときだった。「政府関係者からの電話で、責任者を出してほしいと言われているので対応してほしい」とスタッフがハンディフォンを片手に現れた。

長谷川は、ベッドに正座して、暗い磨りガラスの窓のほうを見ながら、電話を受けた。

「その方は〝中央の者ですが〟って言うんですよ。で、〝原子力発電所が損壊して患者が多数発生する可能性が高い。周囲の病院は避難をはじめているので、患者を診ることのできる病院は福島県立医大附属病院しかない〟と。〝同時に複数の患者を診療する必要が生じる可能性が高い。準備を願いたい〟って言うんですね」

地震・津波による負傷者への医療対応が福島県立医大に集中するなか、これ以上の負荷には耐えられないと思った。そんな医療機関に、突然、一本の電話でさらに負担をかけようとする「中央」の方針が、長谷川にとっては不思議だった。

「福島県立医大ではもう限界だから、これ以上診れないと思うって言ったんです。そうすると〝と言いますと？〟って言われるんですね」

夜中に押し問答がはじまったという。

「格好つけてもしょうがないから、放射性物質の付着した患者の診療をした経験がないって、正直に言ったんです。ですから、被ばく医療に対応できる適切な医療機関で診てもらえませんかって」

電話の相手は「と言いますと?」と、また繰り返した。

「もう本当に限界なんですって言うと、オウム返しのように〝と言いますと?〟ってまた言うんですね。それで、僕のような現場レベルではらちがあきませんから、上層部の方と調整いただけませんかということで電話を納めたんです」

この一方的な通達が、長谷川に底知れぬ恐怖を感じさせていた。

そして三月一四日に長谷川は、実際に緊急被ばく医療の矢面に立たされていくことになるのである。

この状態がいつまで続くのだろう

一四日一八時ごろ、福島県立医大に所轄消防の救急車が負傷者を搬送してきた。3号機の爆発からおよそ七時間後のことだった。

「自分で呼吸できているかどうかもわからない」と上司から伝えられた長谷川は、救急蘇生用のカートに各種の資機材をセットして、除染棟へと急いだ。除染棟と呼ばれるエリアにある「除染室」に長谷川が足を踏み入れたのは、それが初めてだった。

福島県立医大に緊急被ばく医療を想定した除染棟が建築されたのは二〇〇一年。その二年前に起きた東海村ＪＣＯ臨界事故を受けてのことだ。二〇〇二年には、院内緊急被ばく医療活動対応マニュアルも作成されている。ところが、震災発生の時点で、緊急被ばく医療の実践経験を持つ病院スタッフはひとりもいなかった。多くの職員は原子力災害にうとく、除染棟に立ち入った経験もなかった。

病院では年に一度の災害訓練はおこなわれていたものの、そのマニュアルが院内に広く周知されていたとは言いがたかった。職員の多くは、現実に放射線に被ばくした、もしくは放射性物質で汚染された傷病者が病院に搬送されてきて、その治療をおこなうことなどは、想定していなかったのである。二次被ばく医療機関でありながら、原子力事業所との連携・交流も皆無だった。

除染室で、患者の治療を任された長谷川は、動揺していた。

「どういうふうに治療していいか、本当にわからなかったんです」

このとき、頭をよぎったのは、一〇年近く前に放医研で受けた講習のテキストだった。内容についてはおぼろげな記憶しかなかったが、「本棚のこの高さのこの場所に、この色のファイルとして存在するっていうことだけは覚えていたんです」と長谷川は語る。

「私はもともと外科医で、二〇〇〇年から救急を兼務するようになりました。その流れで、こうした講習も受けていたんですね。最初の負傷者が搬送されてきた当時は、頼れるものがこれしかなかったので、とにかく見れる範囲で、見るべきものについて、短時間で大雑把に概要を把握したのを覚えています。どんな服を着て、どんなことをすればいいのかと」

防護マスクや防護服などを身につけて治療に当たるのも、初めての経験だった。

「防護マスクがどういう役割を果たすのかということも、当時はわからないまま使っていたと思うんです。マスクは視野をせばめますし、手袋も二重、三重ですから、脈を触知するにしても、その感覚が鈍るわけですよ。こうしたものがなければないほど、普段どおりのクオリティの医療を提供できるんですが、ハザード（筆者注…災害）に対峙する場合には、別のリスクを抱えてしまうんですね」

さらに、長谷川は、放射線技師に安全管理をお願いした。

「不安でした。ものすごく不安でした。放射性物質についてはよくわからないから、そばで見ていて、もし自分が危険な行為をするようだったら止めてほしいと。事と次第によっては、僕自身の髪の毛が薄くなってしまったり、骨髄移植を受けたりして、一カ月後にはガラス張りの部屋で家族と電話で話していたりするのかなあ、などと思いながら準備を進めていたのも事実です」

さいわい、運び込まれた負傷者は生命が危ぶまれる重傷ではなかった。除染をするかたわら、通常の救急対応と同様の手順で外傷に対する処置をおこなったうえで、一般病棟に送り込むことができた。

激しい緊張感から、長谷川は疲労困憊（こんぱい）だった。しかし、休む間もなく次のミッションに駆り出されていくことになる。夜中の二時に病院から電話がかかってきた。

「あと三人来る。手が回らないから、病院に戻ってきて対応してほしい。非常事態だから、悪いけど、本当に人が少ないから」

前節で触れた、受け入れ先がなかなか見つからなかった原発作業員三名のことだった。結局この三名は、ほかに受け入れ先がなく、福島県立医大附属病院で対応する以外に道がなかったのである。翌三月一五日午前、長谷川は、この三名の治療をおこなった。

「これ、いつまで続くのかな、という不安は感じていました。今後もずっと、そういう患者を福島県立医大で診なければならないのか。もっと重傷で高濃度の被ばくしている患者さんが来たら、僕はどう対応したらいいんだろうって。未知の医療を、経験のない医療者がこなすというこの状態が、いつまで続くんだろう。いつになったら専門家がやってきて、専門的なアドバイスのもとに適切な治療を施してくれるようになるんだろうって。いつまでこんな素人に、この国は緊急被ばく医療を任せておくんだろうって」

この局面で、この役目を負うのがなぜ自分でなければならなかったのか——。国に対する不満や疑念が、当時の長谷川の胸のうちに鬱屈しはじめていたという。

「ほかにも能力のある病院が日本にはあるのに、どうして福島県立医大にだけ負担を集中させないといけないのか。放射性物質を拡散させたくないから、福島県立医大もろともそれを封じ込めようという意図があるんじゃないか——。当時はそんな疑念が強くなっていましたね」

怒濤の展開に翻弄された長谷川の心は、溜め込んだ不満や不安が堰(せき)を切って、雪崩(なだれ)を打つ寸前のところまで追い込まれていた。

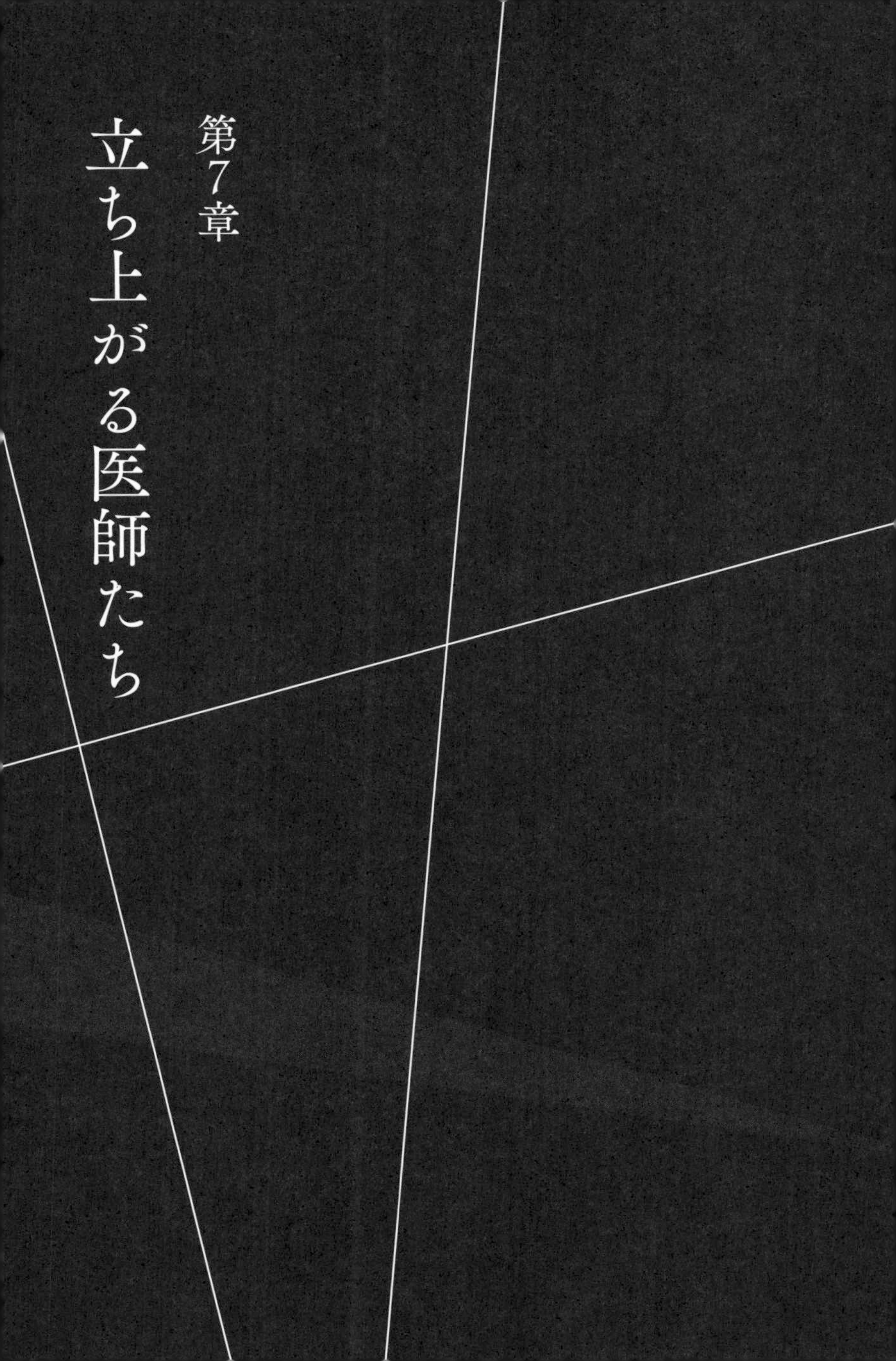

第7章 立ち上がる医師たち

1　〃最悪の事態〃を迎えて

震災五日目の三月一五日、原発は最悪の事態を迎える。午前六時ごろ、4号機の建屋が水素爆発を起こし、2号機からは大量の放射性物質が大気中に放出された。菅首相の記者会見の声にも、ひときわ深刻な響きが感じられた。

「ぜひ、冷静にお聞きをいただきたいと思います。福島原発については、地震、津波により原子炉が停止をし、本来なら非常用として冷却装置を動かすはずのディーゼルエンジンがすべて稼働しない状態になっております。この間、あらゆる手だてを使って原子炉の冷却に努めてまいりました。しかし、1号機、3号機の水素の発生による水素爆発に続き、4号機においても火災が発生し、周囲に漏洩している放射能、この濃度がかなり高くなっております。今後、さらなる放射性物質の漏洩の危険が高まっております」

政府は、午前一一時に原発から半径二〇～三〇キロ圏内の住民に対して、屋内退避指示を出した。そして、同じ圏内の住民に対して、避難指示を出すことも検討しはじめていた。

長崎からやってきた医師

相双保健所でのスクリーニングを終えて福島市内に戻ってきていた広島大学の谷川と細井らは、危機的状況を前にして、自治会館で対応を協議しはじめる。自治会館を拠点にしていた緊急被ばく医療チームは、「緊急被ばく医療調整本部」と名を変えて、時々刻々と変化する局面に備えようとしていた。

そこに新たなメンバー、長崎大学の医師で被ばく医療を専門とする熊谷敦史（くまがいあつし）が加わった。熊谷はもともと、外科医だった。だが、二〇〇三年からは、長崎大学内に設立されていた「永井隆（ながいたかし）記念国際ヒバクシャ医療センター」での業務に関わる。そして、国内外の被爆者に医療を施したり、コーディネートをしたり、海外にいる被爆者の健康相談をおこなってきた。

三月一一日、震災発生時、熊谷は、翌日に予定されていた弘前（ひろさき）大学での緊急被ばく医療の講習会に向けて空路で移動すべく、長崎空港に向かうバスの車中にいた。当の行き先である東北地方が大地震に襲われ、講習会も中止になったと聞いた熊谷は、いったん長崎大学に戻って待機することになる。そして、原発が制御不能になったと知る。

「もともと長崎県において、緊急被ばく医療に関するネットワーク会議に携わっていた関係で、もしも日本で原子力災害が起きるとしたら、大地震などがきっかけになるのではないかという考えは持っていました。ですから、政府の原子力緊急事態宣言を聞いたときには、ついに恐れていたことが起きたという思いでしたね」

熊谷は、その後、悪化の一途をたどる原発の状況を遠く長崎から固唾(かたず)を飲んで見守っていたという。

「原子炉のベントであるとか、住民への避難指示といったことは、原子力災害が発生したことを想定したシミュレーション教育のなかでは、それまでにもよく聞く話ではあったんですね。あくまでシミュレーションだと思っていた事態が、いま、目の前で現実になっている。あってはならなかったことが起きている。そのときの思いを言葉で表現するのはむずかしいですね。現実感があるようなないような。とにかくいままで経験したことがない緊張はずっと感じていました」

熊谷は、ただ手をこまねいて傍観しているわけにはいかなかった。当初から、個人としては「福島に行くべきだ」と考えていた。谷川らが所属していた広島大学がそうであるように、原爆による負傷者への被爆医療を続けてきた長崎大学の人間として、何かしなければという強い思いがあったのだ。

しかし、個人で現地に赴いたとしても、できることには限りがある。組織としての裏づけがある医療班というかたちでなら活動の幅も広がるだろう——。熊谷は、上司にその調整を掛け合うかたわら、情報収集に努めた。もっとも、情報源としてはテレビやインターネット程度しか利用できず、入ってくる情報は限られていた。

三月一三日の昼になってようやく、上司から現地入りの許可が下りた。チームの人選を任された熊谷は、常日ごろ内部被ばく測定について教えを乞うていた放射線生物学の専門家、診療放射線技師、放射線看護専門の看護師二名に熊谷自身という五名編成のチームを提案し、同日一九時に長崎を発つことが決まった。

「原爆が投下されてからずっと、つまり急性期から慢性期に至る被爆者の医療に携わってきたのが私たちの先輩でしたから、それに近い状況ということで言えば、いまこそが僕たち長崎大学の出番だという意識はありました。被爆者の方々から教えていただいたことを、ここで生かさなければという思いです」

ただし、現地の情報が乏しかったこともあり、行った先で自分たちが何をすべきなのか、具体的なミッションは決まっていなかった。現地でニーズを探して対応するつもりでいた。体表面の汚染度を測るスクリーニングを担う可能性が高いという見立てはあったものの、場合によっては、より高度な医療に従事する可能性もある。状況次第で、柔軟に対応する必要がある。熊谷によるチームの人選は、それを視野に入れたものでもあった。

大量の放射性物質が放出

こうして熊谷ら長崎大学のチームは、一四日、千葉の放医研を経由して、自衛隊の基地からヘリコプターで福島市へと向かう。チームが福島県自治会館の緊急被ばく医療チームのもとに到着したときには、一六時になっていた。

折しも3号機建屋が水素爆発を起こし、一一名の負傷者の搬送が問われていたさなかのことである。相双保健所を拠点として、救助された寝たきりの入院患者などのスクリーニングがおこなわれていたのもこの日だ。熊谷たちは、騒然としていた自治会館で、錯綜する情報に翻弄される県災害対策本部や被ばく医療チームのありさまを目の当たりにしている。熊谷は語る。

「全国から支援に駆けつけてくる医療チームの一部が、途中で引き返してしまい、しかもその理由がわからなかったり、3号機の爆発で発生した負傷者一一名の方の搬送手段や搬送先をどうするのかという問題で調整が進められるなかでも、伝達手段が限られているという状況下で、伝えたつもり、聞いたつもりという情報の行き違いが双方に発生したりしていて、なかなか歯がゆいものがありました」

長崎大学のチームとしては何ができるのか、何をすべきなのか——。

もっとも手っ取り早いのは、スクリーニングに携わることだった。しかし、せっかく緊急被ばく医療対応までできる能力を備えた長崎大学のチームがスクリーニングに終始するようでは、資源の有効活用とはいえないのではないかという意見もあった。そこで浮上したのは、「二次的なスクリーニングの拠点」という考え方だった。

「スクリーニングをしている各ポイントで発生する、対応に苦慮する人々、たとえば、一定以上の放射線汚染があり、除染すべきかどうか迷わされるケースであるとか、除染はしたものの落ち着かない状態にある人とか、そういう人々に対応する二次的なスクリーニングの拠点の設営と管理・運営――それに当たってほしいという依頼を緊急被ばく医療調整本部からいただき、それなら自分たちのスキルを活用できるはずだと僕たちも判断しました。三月一五日の午前中の段階では、そのつもりでいたんです」

ところが、当の一五日の早朝、4号機の爆発、そして2号機から大量の放射性物質が放出されるという危機的事態が勃発する。その第一報が自治会館に行きわたるのに伴って、長崎大学のチームに期待される役割は、大きく方向性を変えることになった。

「放射性物質の大量放出という事態をどう受け止めるべきなのか、何が起きていると考えるべきなのかということが、さまざまな議論を巻き起こしました。場合によっては、僕たちのそれまでの想像を超えるような緊急事態、いわゆる〝最悪のシナリオ〟と呼ばれるような事態が、現地では進行してしまうんじゃないか、そうなりかねないんじゃないかという議論になったんですね」

放射線の専門家である広島大学の細井は、〝最悪の事態〟を予測し、そのすさまじさを恐れていた。

「原発に六基あった原子炉のうち、特に三基が大きなダメージを受けていました。そ

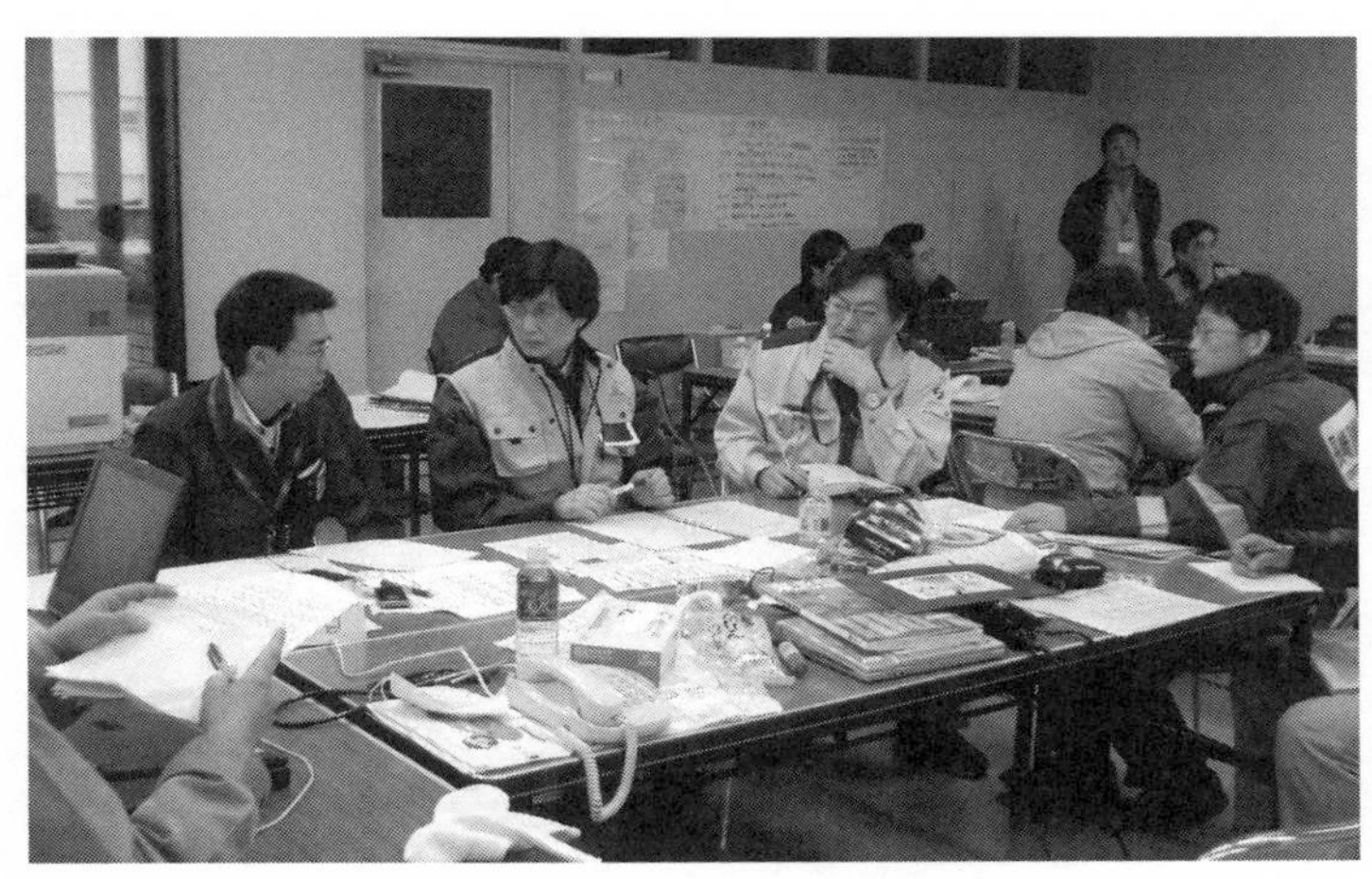
細井医師（左から二人目）と熊谷医師（右端）

のなかにある放射性物質の量、それと使用済み核燃料プールにある放射性物質の量、これは莫大なものです。万一それがすべて外に漏れた場合は、チェルノブイリでの事故の何十倍という規模の被害が発生しかねない。もちろんそのときの風向きなどにも大きく左右されますが、場合によっては即座に命に関わる急性障害が起きるような事態にもなりかねない」

そうした〝最悪の事態〟が起きる可能性を否定できないのであれば、それに対して備えておく必要がある——。そこで長崎大学のチームが、機動班として活動する役割を担うことになった。熊谷が回想する。

「次に大がかりな爆発なりなんなりが起きたとしたら、場合によっては、原発構内から多数の、そして重症度の高い負傷者が運ばれてくることになるかもしれない。そういった事態に対応できる拠点を新たに設ける必要があるという話になったんです。そして僕たち長崎大学のチームは、そっくりそのまま、そのための拠点の立ち上げと支援に当たるという方向で話が進みました」

そして、緊急被ばく医療の拠点として、福島県立医大が選ばれた。

長崎大学のチームは、自衛隊や、一五日に支援のために福島入りしたJAEA（日本原子力開発機構）などと協力し、拠点を作ることになった。

対立するふたりの医師

こうして熊谷ら長崎大学のチームは、三月一五日の夕刻、拠点設営支援チームとして福島県立医大を訪ねた。そこには、予想を超えた事態に疲労困憊した長谷川たち、医療スタッフの姿があった。

「僕らが部屋に入ってきたところで、長谷川先生はもう涙を流しておられました。〝やっと来てくれたのか〟という思いだったんだろうと思います。そこで僕たちは、言葉もなく抱き合いました。長谷川先生は、もう極限状態におられたと思います。震災発生から四日間、ほとんど家にも帰っておられず、状況もよくわからないというなかでのことです。放射線についての知識はもちろんのこと、このあと事態がどう進展していくのかもわからないなかで、否応なく患者を受け入れてきておられたわけですから、当然のことだと思います」

熊谷は、原発事故によって起きるかもしれないことを何度となく頭のなかでシミュレーションして福島に乗り込んできているため、覚悟ができていた。しかし、突如として、右も左もわからないなか、初めての対応を迫られた人々が味わってきたつらさは、想像を超えるものだったはずだ。それを目の当たりにして、大きな衝撃を受けたと言う。

「長谷川先生としては、自分たちが〝見捨てられた〟という感覚を強く持っておられるようでした。そうした状況で気持ちが張りつめていたところに僕たちが現れたので、〝やっと来てくれた〟というかたちでその心情を表したのではないかと思います」

この瞬間のことは、当の長谷川もよく記憶している。そして、「そこに至るまでは伏線があった」と言う。

長谷川は、一四日に一名、一五日の午前中にさらに三名の負傷者に対して、手探りの状態で緊急被ばく医療をおこなっていた。どうにか計四名の負傷者の対応をすませて救急外来のセクションに戻ってきた長谷川を待ち受けていたのは、医療者を事故発生現場まで運び、治療開始時間を短縮するための航空医療を担当するヘリコプターのクルーがいなくなっているという事態だった。長谷川が語る。

「ドクターヘリが、安全を担保できないので、会社の指示で避難したというんですよ。加えて、医療支援に来ていたDMATの集合場所に向かうと、彼らも帰り支度をしている。顔なじみのひとりにたずねると、〝われわれのミッションは四八時間から七二時間の急性期の活動で、それはもう終わったから撤退なんだ〟と言うんですよ」

一方で、放射性物質が広い範囲で拡散しているという情報に基づき、DMAT事務局が各隊に撤退を命じたという話も入ってきていたという。

「それを知ったときの自分には、〝取り残されたな〟という感覚しかなかったんです。いよいよ国が、福島県立医大の封じ込めに乗り出したんじゃないかなって」

そんな孤立感、絶望感にさいなまれているなかに現れた熊谷らは、救いの神にも等しいものとして映った。彼らはまさに、一五日の朝までDMATが詰めていた部屋の空隙を埋めるようにして、そこに入ってきたのである。

「彼らに会ったときの安堵感は、よく覚えています。何もわからないなか、自信もないままに、これでいいのかっていう不安に常時責め立てられるような医療を、これ以上続けなくていいんだって。これでもう原子力災害から解放されるんだって思ったときに、とてもほっとしたんですよ。立場を考えれば無責任な発言に思われるかもしれませんが、それが僕の偽らざる感想だったんです」

長谷川は、当時を思い返しながら、考え考え、言葉を選ぶようにそう述べている。

事実、原発事故から発生した負傷者への度重なる対応は、当時の福島県立医大のスタッフに過重な負担をかけていた。ただでさえ地震や津波による多くの負傷者が大勢押し寄せ、その対応に追われているなかで、未知・未経験の要素に満ちた緊急被ばく医療ものしかかってきたのだ。そこへ乗り込んできた専門家である熊谷の姿に、長谷川が安堵するのも無理はなかった。

しかし、その次の瞬間、長谷川は、改めてどん底へ突き落とされる。

「〝自分たちはアドバイスはできるけれど、皆さんの代わりに医療を提供することはできない〟と熊谷先生からはっきりと言われました。しかも、原発の原子炉が最悪の状況に陥りつつあって、今後どうなるかわからないとも言われたんですね」

原子炉のひとつが臨界に達している可能性が否定できない。もしも制御不能な核分裂反応が継続しているのだとしたら、ほかの原子炉にも影響が及び、もっと大規模な爆発が起きるかもしれない。福島県の沿岸部にある原子力発電所が、連鎖反応的に損壊するというシナリオもありえなくはない。自分たちが支援に来たのは、そうした事態に対応するためだ――。長谷川が受けた説明は、そういうものだった。

熊谷は、こうした説明をするのは気がとがめたという。

「これで救われた、これで交代できる――と長谷川先生は胸をなで下ろしておられたと思います。そこへ〝まだ続くんです、むしろこれからはじまるんです〟と伝えなければならないのは心苦しかったですね。でも実際、当時、第一原発には数百人の作業員の方がおられました。もしも今後大規模な爆発が起きて、たとえばその半数が負傷し、被ばくしたとしたらどうなるのか、という想定をしないわけにはいかなかったんです」

〝最悪のシナリオ〟が現実となり、一〇〇人単位の汚染した、あるいは被ばくした傷病者が一気に発生したときには、どう対応すべきなのか。そこまで想定した講習などは、開かれていなかった。しかしいま、前例のないそうした事態が、現に起こる瀬戸際まで来ている。福島県立医大の人々が一丸となって、対応に当たるしかない——。熊谷はそう伝えた。

「僕たちは個人線量計を常に持って空間線量率を見ていたんですが、まさにその話をしている最中にも、線量計の数値がぐんぐんと上がっていったんですよ。それがいっそう、これからもっと深刻な事態が起きるかもしれないという切迫感を、福島県立医大の皆さんに及ぼしていたのかもしれません」

長谷川は、熊谷の話を受け止めきれずにいた。

「福島県立医大附属病院の医療は、言ってみれば戦場の医療、映画や本などでしか触れたことがないような、想像を絶する医療になる可能性がある。汚染あるいは被ばくした多数の傷病者を受け入れて医療を提供するためのスペースも確保しなければならないし、そういう計画を、いまからでも立てる必要がある。自衛隊などとも連携する必要がある。そんな大規模な対応を支援チームだけでこなすことはできないから、福島県立医大のスタッフ自らがそこに与(くみ)することが必須だ——そう言われたわけです」

その宣告を受けてからしばらくは、涙が止まらなかったという長谷川。激しい心の揺らぎを抑えきれなかった。

「人間ってたぶん、変化に弱い動物なんですね。これで救われたと安心したのもつかの間、一転してもっと抜き差しならない事態が待ち受けているとわかったときの、認識の変化のギャップに耐えられなかった。長崎大のチームが出ていったあとのがらんとした部屋で、五人くらいで椅子を並べて、みんな茫然として天を見上げながら涙を流していました。十数分は、冷静な判断ができないような感情の嵐に、もみくちゃにされていました」

オフサイトセンターの撤退

大量の放射性物質が広い範囲に降り注いだこの日、オフサイトセンターもまた、危機的な状況に見舞われていた。

この建物は、原発からわずか五キロの距離に位置していながら、放射線に対する脆弱性を抱えていた。高性能エアフィルターが備えつけられておらず、万が一の場合に備えた被ばく線量の低減措置も講じられていなかった。二〇〇九年に入った総務省の監査でその点を指摘されていたにもかかわらず、改善がなされていなかったのである。

その結果、三月一四日に起きた3号機の水素爆発以降、屋内でも高い放射線量が計測されるようになっていた。一四日、二二時ごろに原子炉でベントがおこなわれるという情報がオフサイトセンターに伝えられた。ベントが実行されれば大量の放射性物質が排出され、それが放射性プルーム（飛散した細かな放射性物質が、大気に乗って煙のように流れる現象）となって押し寄せてくる可能性がある。センターに留まったメンバーは、それに備えて全面マスクを装着し、安定ヨウ素剤を服用した。

このころ、オフサイトセンターの内部を撮影した映像が残されている。設置された線量計が示す数字が時々刻々と変化し、ときには驚くほど急激に跳ね上がる様子が記録されていた。

当時、放医研からオフサイトセンターの医療班に派遣されていた立崎は、もはや前線基地としての機能は停止していたと証言している。

「もともと通信環境が劣悪だったうえに、マスクまでつけていたので、ますますコミュニケーションが取りづらくなっていましたね。通信環境も悪く、放射線量も高くなってきたことから、一四日の夜、このままオフサイトセンターに留まりつづけるのはかなり厳しいだろうという話になり、二陣に分けて撤退することになりました。第一陣、おそらく半分以上のメンバーは、その夜のうちに引き上げて、福島市に移動していまし

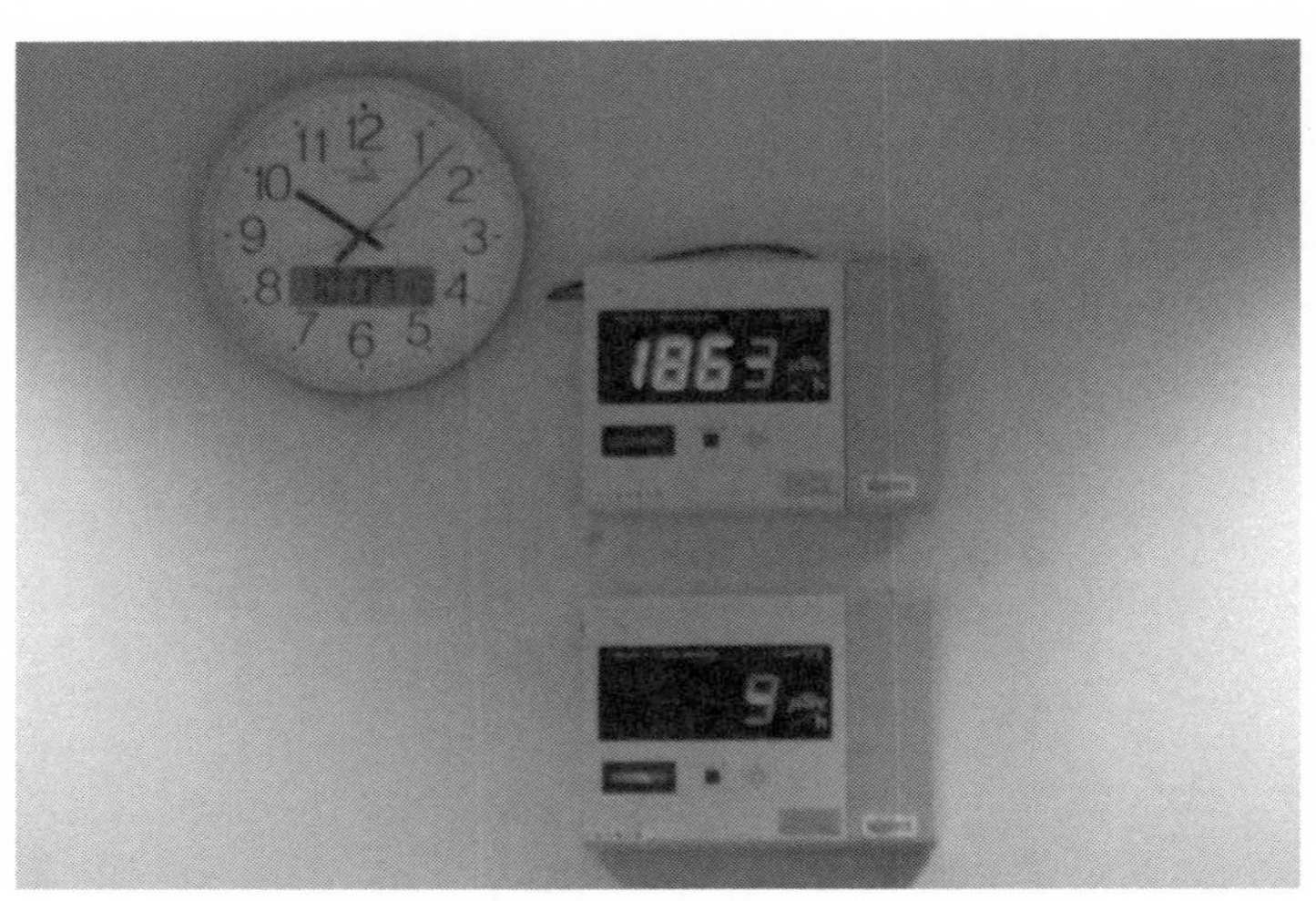

1863μSv/hを示すアラーム計（提供 量研 放射線医学総合研究所）

た」

建物周囲の空間線量率も当然高くなっており、短時間でも外出する際には必ず防護服を着て、戻ってくればいちいち除染を受けなければならないといった面でも効率が悪化していた。食糧や暖房のための燃料の備蓄にも限りがあった。

オフサイトセンターでは、屋内の空間線量率が一〇〇μSv／hを超えたときにアラームが鳴るように設定されていたが、一五日になると〇時ごろから頻繁にアラームが鳴るようになった。こうしたなか、立崎は、一五日早朝の4号機爆発という事態を迎える。

「マスクは一度外していたんですが、朝の六時くらいに、再装着を促すアナウンスが急に入りまして、2号機の炉内の圧力が低下しているので何か漏れているにちがいないということと、ほぼ同時に4号機の爆発が報じられて、再び防護装備を装着して……という状況でした」

風向きによってはかなり高濃度の放射性プルームが襲いかかってくる可能性もあり、一一時ごろには、大熊町からの全面撤退が正式に決まった。原発最前線の拠点=本来の意味での「現地対策本部」としてのオフサイトセンターは、この時点で失われてしまったのである。震災発生からわずか五日目のことだった。

2 「ひとりずつ壊れていく」

緊迫する医療現場

福島県立医大では、長崎大学の熊谷を中心として〝最悪の事態〟に向けた準備が急ピッチで進められていた。仮に大規模な爆発事故などが起きれば、原発作業員などから一〇〇人単位の負傷者が発生する可能性がある。

その場合、負傷者を一気に収容できるように、体育館にシートを敷き詰めた。万が一、死者が出たら、水を抜いたプールに安置することも取り決めた。大人数の除染にも対応できるよう、自衛隊に依頼して、除染棟の隣に除染用テントを増設し、タンク車を配置するといった手配も並行して進めた。負傷した自衛隊員の治療に当たるまで、実際に使用されたことがなかった被ばく医療棟の除染室にも、資機材などを整えておく必要があった。

そして何より、実際に医療に当たる福島県立医大のスタッフを訓練することが、長崎大学のチームにとって大きな課題となっていた。熊谷は福島県立医大のスタッフを集めて緊急被ばく医療についてのレクチャーをおこなったうえで、さまざまなケースや状況を想定したシミュレーション訓練を繰り返した。熊谷は語る。

「それまでの緊急被ばく医療の講習では、想定されていなかったような事態が起きつつありました。そうすると、放射性物質の付着している量や、それが拡散している範囲などについても、従来のレベルを超えた想定をしなければなりませんし、医療者がそれをどう判断し、どう対応すれば、患者の命も医療者自身の安全も確保できるのかということを、具体的に詰めておく必要があったんです」

熊谷が言うシミュレーション訓練とは、「いま、患者が搬入されてきた。患者はこういう傷を負っている。患者から一メートルの距離で計測して、空間線量率が現在これくらいある」といった具体的な状況を想定したうえで、「こういう場合にはどうするか」という指針を、医療者のあいだで共有する訓練だ。

このとき熊谷は、現実に進行しつつある事態の深刻さにかんがみて、国が定めた許容範囲をはるかに超える量の放射性物質が体表面に付着した負傷者が運び込まれてきた、という設定の問いかけをあえて長谷川にぶつけた。

すると長谷川は気色ばんで、「そういう患者をこの福島県立医大で受け入れることは

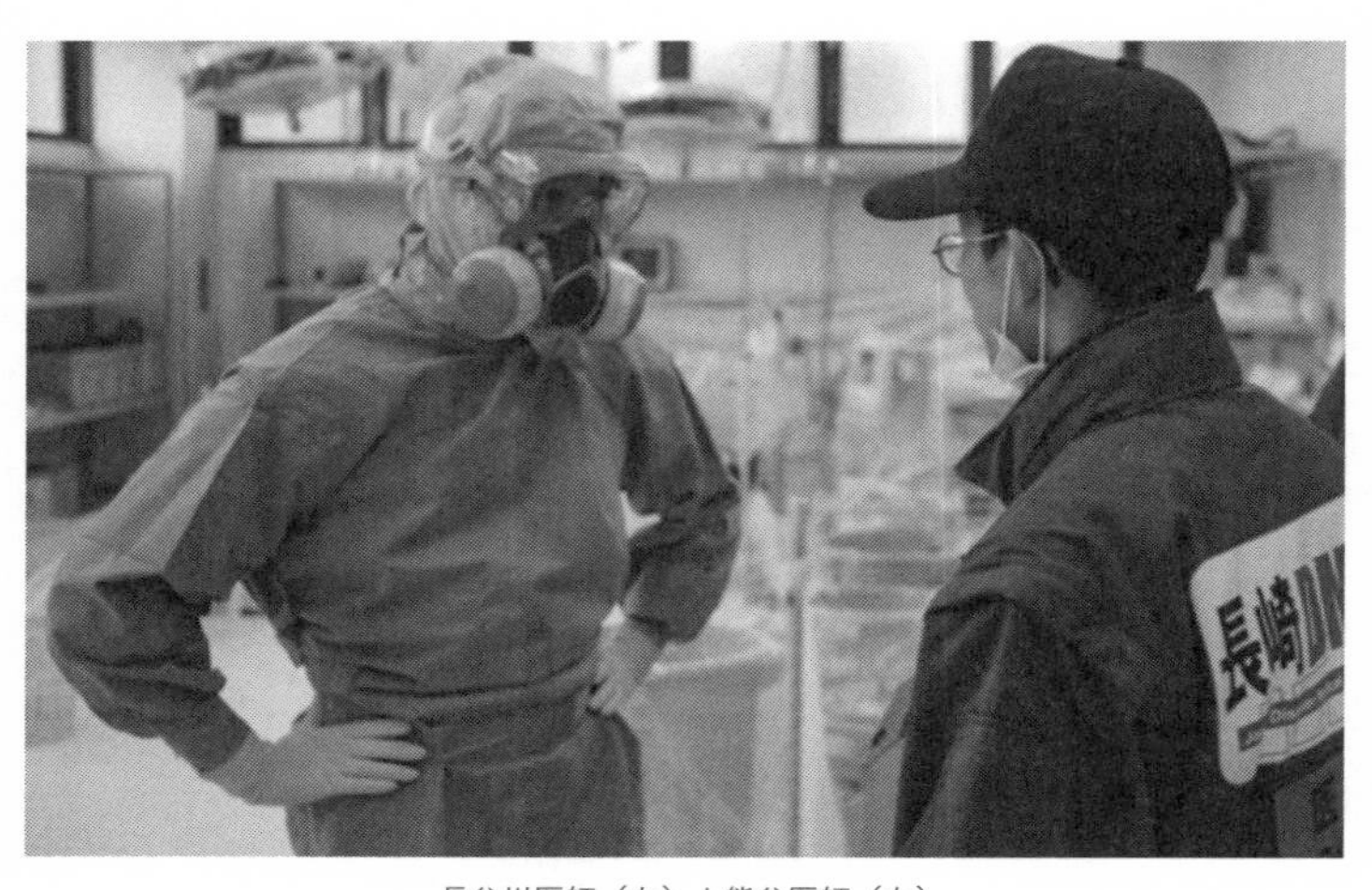

長谷川医師（左）と熊谷医師（右）

できません！」と熊谷に食ってかかった。

放射線防護のマスクをつけ、手袋をはめた長谷川が、両手を腰に当てて、対面する熊谷を睨みつけているように見える写真が残されている。この写真が実際にその瞬間に撮影されたものなのかどうかは不明だが、そういう局面があったということ自体は、両医師ともよく記憶している。長谷川は、このときのことをこう語っている。

「当時は、放射性物質に対するリスクの相場観を持ち合わせていませんでしたし、僕自身も、精神的に肝を据えた状態になっていませんから、〃そんな患者を診ろと言うんですか。僕たちには経験がないので、とても診れません〃というようなことを言った記憶はあります」

それが「不適切発言」であったことは、いまとなっては間違いないとも認める長谷川。

しかし、切羽詰まった当時、納得はいかなかった。

「どうも、できないことを強いられているんじゃないかとか、どうしてこんなに特定の医療者に負担が集中しているのかといった気持ちが強かったんですよね。例の写真は、もしかしたら、できないことをやれと言われたときの、一瞬の心の反応を捉えたものだったのかもしれません」

長谷川がそういったかたちで拒否反応を示してしまう心理も、熊谷には理解できた。十分な知識もないなかでは、当然のことだからだ。そこで「でも、やらなきゃいけないんですよ」とたたみかけたところで、長谷川が納得しないことには話を進められない。福島県立医大で緊急被ばく医療に当たるチームのリーダーである長谷川に話を受け入れてもらえなければ、すべてが空転してしまう。

熊谷は一歩引いて、根気よく説得に努めた。

「長谷川先生を含め、〃そんな患者には対応できない〃と言う人には、あとで個別に説明しました。〃そういう状況なら、こうすれば医療者の安全も確保できるし、そのためにはこうすればいいんですよ〟って。少しずつ時間をかけて、何度も何度も説明して、わかっていただけるようにしていました」

自分も死ぬのではないか

未曾有の事態に直面し、福島県立医大附属病院のなかで狼狽（ろうばい）しているのは、長谷川たちだけではない。院長や幹部たちも同様だった。三月一五日、広島大学の細井もまた、福島県立医大に乗り込んでいた。この病院を、二次被ばく医療機関としての機能を十全に発揮できるようにするために、幹部たちに状況を説明していたのである。

〝原子炉がきわめて危険な状態にある〟ということを病院の幹部たちに話してから、車で自治会館へ戻ろうとしていた細井に、福島県立医大附属病院から電話がかかってきた。職員やスタッフが動揺しているから、さっきの話を彼らにも直接聞かせてほしいという依頼だった。

「それで福島県立医大に戻ったら、臨床講義室に通されました。そこに各科の教授、助教授くらいの方々や各科の看護師長さんたちが集まっていて、その皆さんの前で話すことになったんです」

このときの音声が、残されている。福島県立医大のスタッフから切実な声があがった。

「三時のミーティングのあとに、新しい情報が入りました。今日ここに、緊急被ばく医療支援チームというオールジャパンの放射線障害の緊急チームのリーダーであります広島大学の原爆放射線医科学研究所の細井義夫教授に夕方、おいでいただきまして、現在の原発の情報をかなり詳細におうかがいしました。これは福島県立医大全員がすぐ共有すべき情報であるという認識で、先生方に臨時に招集をかけております。ここに集まっている皆さんは、福島県民の命を預かるという重大ミッションを持っておりますので、非常にあいまいな情報で動揺して職務に支障を来すということは、非常に懸念をしております。そういう意味からは、まさしく今日、真の情報を先生方に説明したいということで、こういう機会を設けました」

紹介を受けた細井は、起こりうる〝最悪の事態〟を想定した説明をはじめた。

「非常に頑丈にできている原子炉格納容器ですけども、これが破損するだろうと。破損するのは時間の問題とも考えられる。そうすると、今度はこの燃料棒から放射性物質が外部に大量に放出されます。で、守るべきは何かって言ったら、二〇歳以下の子どもです。若年者は放射線感受性が高いために子どもに甲状腺がんができる。大規模に爆発して風下になった場合、安定ヨウ素剤を子どもに飲ませたほうがいいです。あんまり早く飲ませると有効じゃなくなるので、一番いいのは爆発が起こる寸前に飲むといいんですが、いつ爆発が起こるのか……。そして、ヨウ素131、セシウムよりもっと怖いのは、やはりプルトニウム。原子炉が壊れていくと、これが多量に漏れ出します。ここがポイントです」

そして改めて、福島県立医大のスタッフたちに覚悟を求めた。

「原子炉の上にプールがあって、そのなかに使用済み燃料棒が格納されています。この温度が上がっていくと、運が悪ければ、かなりの規模の爆発が起こる」

細井の説明のあとにおこなわれた質疑応答も、緊張感に包まれていた。

質問者 血液内科の者なのですが、実際に爆発とかが起こった場合に、骨髄移植の適用になる患者が出るような可能性はあるんですか?

細　井 外部被ばくと中性子線被ばくも考えています。そうすると、骨髄移植が必要な患者が出てくると思います。

質問者 実際問題、爆発が起こったときに、被災者がけがをして、かなりの高線量の汚染された患者さんがいたとして、そういう患者さんがこちらには来ないという保証は？

細　井　私は国の命令で、（そういう患者を）ここに運び込む仕事をしています。

質問者　ということは、われわれがやるということですね。

質問者が「われわれがやるということですね」と言った直後、臨席していた多数の医師たちの喉から、ため息ともうめき声ともつかぬ音が漏れ出した。

細井の印象に残ったのは、スタッフたちが「自分も死ぬのではないか」という強い恐怖心を持っていたことだった。

「放射線に対する強い恐怖心ですね。話を聞いてみると、万が一、原発が大規模な爆発を起こしたら、福島市にいても、広島・長崎における原爆のときと同じように、γ線や中性子線に被ばくして、自分たちが死ぬんじゃないか、といったことを懸念していたようです。福島県立医大は原発からはかなり距離がありますし、山で隔てられてもいるので、それほど激甚な影響は受けないはずなんですが、放射線による急性障害のようなものを恐れていたみたいで、それを知ったときはちょっと驚きました」

初めて直面する放射線の恐怖に怯え、福島県立医大の医師や看護師たちは限界まで追い込まれていた。こうした状況に、長崎大学の熊谷たちは、夜間はそのまま病院に泊まり込み、医師たちに寄り添い、徹底的に向き合った。

熊谷は言う。

「あの当時、長谷川先生をはじめとした現場の人たちは不安の真っ只中にいて、気持ちとしてはかなりギリギリのところで対応していました。そういう人たちを放っておけないという気持ちも強くて、自分たちはここに留まるべきだと考えていました」

こうして熊谷らは、放射線カンファレンス室と呼ばれる部屋を借り受け、薄いマットを敷いてそこで寝泊まりする生活を続けた。福島県立医大のスタッフも、多くは病院に泊まり込んでいた。いつなんどき、どんな事態が到来するかもわからないなかでは、病院から離れがたいという思いもあったのだろう。

真夜中の車座集会

毎晩、除染棟には、長谷川をはじめとするスタッフが四、五人は常駐していた。熊谷は夜な夜なそこを訪れて、午前二時、三時まで車座になって、彼らと話し込んだ。

「何を話そうと決めていたわけでもないんですが、誰かひとりが心の内を切々と吐露しはじめると、ほかのみんながそれに耳を傾けるというかたちで、ひとりずつ、思いの丈を出し尽くして、最後は泣いてしまうんです。皆さん、医療者として非常に強い使命感を持っておられて、自分はこういうところに力を注いできたのに、今度の原発事故でそれがぜんぶ無駄になってしまうんじゃないか、などと嘆いておられました」

長谷川は、抗えない巨大な災厄を前に、自らの無力感に打ちひしがれていた。

「事態の深刻さがわかってくるにつれて、自分たちが、自分の力ではどうにもならない大きな変化の渦中にいるっていうことに気づいていくんですよ。そうすると、自分という存在はなんて小さいんだろう、自分が信じてきた医療というものが、その大きなものの前ではなんてはかないんだろうと思えて、泣けてくるんです。そして、感情失禁を起こすんです」

「感情失禁」とは、些細な刺激で大喜びしたり激怒して泣いたりするといったかたちで、刺激に対して不釣り合いなほど感情が過度に表に出てしまう状態を指す。長谷川は、

「自分のなかで感情がまったくコントロールできなかった」と語る。

「そういった感情発作みたいなものが起きて、僕だけでなくて、毎晩、スタッフがひとりずつ壊れていくんですね、泣き崩れてしまって。まわりの人は、ただもう、聞いているしかない。慰める言葉もない。だって、大きな力に抵抗することは、僕たちにはできないんですから」

そんな感情の嵐に翻弄されるなかで、熊谷が寄り添ってくれたことは非常に大きな支えになったと長谷川は言う。

「熊谷先生は、この問題は他人ごとではなくて、僕たちが主体的に関わっていかなければならないことなんだっていうことに、早い時期に気づかせてくれただけではなく、もっともつらい時期に、僕たちと時間を共有してくれたんです。単に知識を提供するだけではなくて、それ以外に何かひとつ、言葉では言い表せないような大きな力を与えてくれたと思います」

熊谷の側にも、自らが福島県立医大に医療支援に来たことの意味が、単にノウハウを提供するだけには留まらないはずだという思いがあったと言う。

「医療支援においては、チームとしての一体感も問われるものだと思っています。だからというわけではないんですが、僕は勝手に彼らと同じチームの一員になっているつもりでいましたので、皆さんの気持ちを受け止めることができるのであれば、しっかりと受け止めたいという思いで、そこにいたんですね」

深夜の車座集会を重ね、一人ひとりが思いを吐き出していくなかで、全員の気持ちに少しずつ整理がついていく様子が、熊谷にははっきりわかったという。自分たちはたしかにどん底に突き落とされたかもしれないが、どん底はどん底なりに、そこでできることがまだあるのではないか——。

彼らのなかから、そうした自発性のようなものが浮き上がりはじめていた。

3 言葉のないメッセージ

三月一六日 八時五〇分 負傷した原発作業員の受け入れ要請

谷川はマスクを外した

震災六日目、三月一六日の朝九時前、緊急被ばく医療調整本部は、原発構内で負傷した作業員の受け入れ要請を、県庁舎に移転したオフサイトセンターから受ける。熊谷が、「この一日、二日が山場だと思う」という認識をスタッフに伝えていたさなかのことだった。

「ついに来るべきものが来たのか」

熊谷は、身がまえた。

「非常に緊張感が高まっていたなかでの搬送要請です。今後起こるかもしれないと考えていた大規模な爆発なり、放射性物質の大量放出なりの事態が、このタイミングで起きてしまったか――」

事実、福島第一原発構内で放射線量は急上昇していた。東電のテレビ会議では、一六日九時三五分の段階で福島第一原発の保安班が、次のように報告している。

「九時三〇分現在のモニタリング結果が出ましたのでお知らせいたします。モニタリングポスト三番近傍、正門の値です。線量五八二mSv／h」

自治会館に置かれた緊急被ばく医療調整本部には、原発作業員が外傷により胸痛を訴えており、緊急処置を必要とする可能性が高いということ以外、患者についての情報はなかった。一体どのような状況になっているのか、何もわからない。

そんななか、患者受け入れのために原発まで出向こうと手を上げたのは、広島大学の谷川だった。これまで被ばく医療の整備に携わってきた自負と、自分が行かなくてはならないという思いが強かった。谷川は防護マスクと防護服の装備で、長崎大学のチームの一員だった看護師を伴って、福島県立医大のグラウンドから自衛隊のヘリコプターで現地へと飛び立った。

「恐怖というより不思議な感じがありました。まわりに人がいない原発に向かうのは、自分たちだけだという奇妙な雰囲気というか、うまく言葉で言い表せないのですが」

谷川たちを乗せたヘリコプターは、二〇分ほどでグラウンドのようなところに着陸した。そのときの谷川は、そこが福島第一原発の近くだと思い込んでいたのだが、実際には福島第二原発の敷地内にある野球場だったという。谷川らが地上に降り立つなり、自衛隊のヘリコプターが離陸して飛び去っていった。

救助を求めた負傷者は、近くに駐車していたワンボックスカーのなかでストレッチャーに横たわっていた。数分後、谷川らをここまで運んできたのとは別の大型ヘリコプターが飛来し、自衛隊員が担架で負傷者を機内に運び込んだ。続いて谷川らが搭乗するや否や、ヘリコプターは離陸した。わずか数分間の出来事だったという。

「放射線防護には三つのポイントがありまして、まずは放射性物質とのあいだに距離を取ること、ふたつ目はその物質を遮蔽することですが、このふたつについては、当時の状況ではどうしようもありません。三つ目は放射性物質と接触する時間を可能な限り短くすることですが、その点において自衛隊の連携プレーはみごとでした。滞在時間を極力短くしようとしていたのだと思います」

患者は、二日前の三月一四日に起きた3号機の爆発で負傷した原発作業員だった。福島第二原発の産業医の手当を受け、軽傷ということでいったん職場に戻っていたところ、改めて痛みを訴えたため、救急搬送が必要と判断されたのだ。原発は、熊谷らが恐れていたような〝最悪の事態〟に立ち至ってはいなかった。

福島県立医大へと向かうヘリコプターの機内で、谷川は脈を取るなど、容態を確認しようとした。しかし、マスクや手袋など、フル装備の放射線防護をしている状態では、作業がままならない。

谷川は、放射線のリスクを見極めようと、携帯していた個人線量計を睨んだ。もう大丈夫だろう――。そう思った時点でマスクを外し、患者の顔面を覆っていたマスクも取り外した。そうしなければ、患者の正確な状況も把握できないからだ。

「たえず自分の線量計を見ていましたから、被ばく量はそれほど大きくないなというふうには感じていました」

目の前の現実に向き合う

負傷者搬送のために谷川が現地に向かう一方、福島県立医大で受け入れ準備を進めていた長谷川は、不安を募らせていた。搬送されてくる患者がどれだけ被ばくしているか

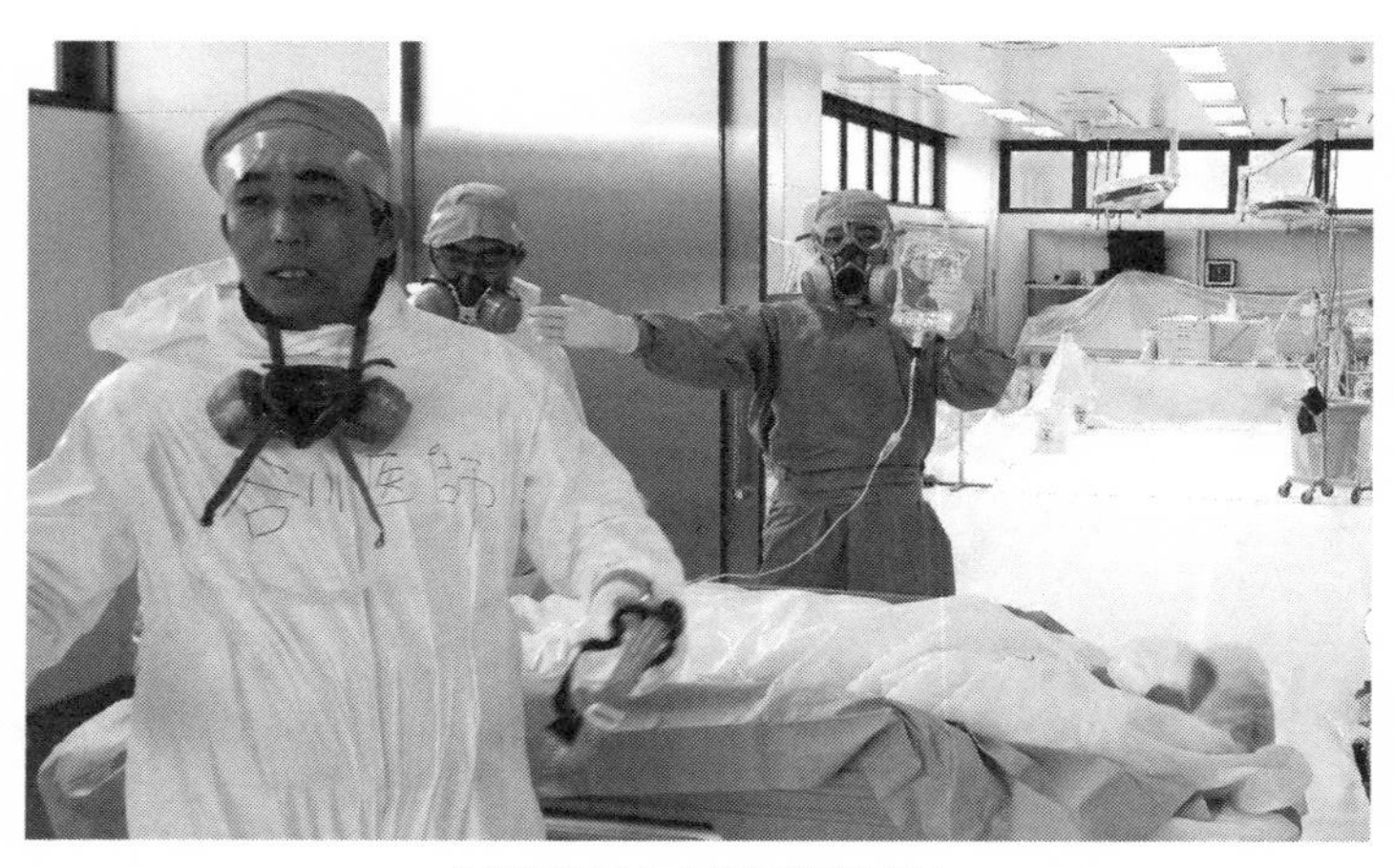

谷川医師（左）と長谷川医師（右）

情報が得られず、重度の放射性物質汚染を疑っていた。

「一体どうなってしまうのか――」

こうした不安を吹き飛ばしたのが、ヘリコプターから降りてきた谷川の姿だった。驚いたことに、防護マスクをつけていなかった。そのときの写真が残されている。ストレッチャーに横たえられた患者をはさんで、手前に谷川、奥に長谷川が写っている。谷川がマスクを外している一方、長谷川は防護マスクを装着したフル装備の出で立ちだった。

長谷川がそのときのことを述懐する。

「受け入れサイドの僕らは、自衛隊員も含めて、完全装備ですよ。でも、谷川先生の様子を見て、〝ああ、いまの状況は、マスクがなくても、少なくとも急性の影響が体に及ぼされるようなものじゃないんだな〟というのを、身をもって知るわけですよ、理屈ではなくて」

被ばくを恐れて放射線を過剰に防護するようでは、提供できる医療の質が低下することは避けられない。医療の質が低下すれば、救える命も救えなくなってしまうかもしれない。そのとき、どちらのリスクを重視すべきか、優先順位をつけなければならない。

重要なのは、その場その場の状況をいかに的確に判断し、どんなリスクをどの程度まで受容して最善の道を探るか。この瞬間、長谷川が谷川の姿から学び取ったのは、そのことだった。

「谷川先生がどういう意図でマスクを外されていたのかはわかりませんが、もしも意識的にマスクを外すことで、僕たちにリスクの相場観を伝えようとしていたのだとすれば、それは非常に有効な方法だったと思います。谷川先生のその姿を見て、僕も非常に冷静になれました」

そう語ったあとで長谷川は、言葉を噛みしめるように「非常に冷静になれました」と、もう一度繰り返した。

谷川は困難な状況でも冷静さを失わなかった。

「この負傷者にとって問題なのは、放射線量ではなくて、ほかのことなんだというところが、自分にとって優先順位としてありましたので、マスクを外したわけです。それがやはり、この患者の状況はこうなのだということが、言葉のないメッセージとして彼らに伝わったんじゃないかと思います」

目の前の現実に初めて冷静に向き合えた長谷川。診療を終えてから、原発事故の渦中にある福島に出向いて支援をしてくれていることについて、谷川に礼を述べたところ、こんな言葉が返ってきたという。

「僕たちには、広島に帰る場所がある。福島の住民であり、福島の医療者でもある君たちは、この先一〇年、二〇年、何十年先のことも踏まえて、物事に向き合っていかなければならない。それは、楽なことではないよね」

この言葉を受け止めた長谷川は、将来、ケアが必要になる人々のことも含めて、もっと広い視野で多くのことを学ばなければならない、と心持ちを新たにしたという。

「そのあたりから、自分のなかで少し、何かが変わってきたような感じがします」

4　福島に戻ってきたDMAT

一刻を争うオペレーション

この日、福島から撤退していた救命医療のスペシャリストであるDMATで、再び参集に向けた検討がはじまった。

三月一五日に政府は、原発から二〇〜三〇キロ圏内に屋内退避指示を出していた。すぐに避難する必要はないが、無用な被ばくを避けるため、極力、屋内に留まるというものだ。ところが、食糧やガソリンといった生活必需品など、すべての物資の流通が止まり、二〇〜三〇キロ圏内は孤立する。この地域は町としての機能を失い、病院も機能維持が困難になっていた。

こうした医療機関に入院している患者や、施設に入所している高齢者などを圏外に避難させるためにDMATが動いたのだ。再招集の号令をかけたのは、第二章で紹介した厚労省DMAT事務局の近藤久禎医師だった。

「二〇キロ圏内の病院避難で、きちんとした医療搬送ができないと、多くの方が搬送の途中で命を落としてしまうことが実際にあったわけです。原発事故の直接の被害でもなんでもなく、ただ入院していた患者さんが避難しただけなのに、バスのなかで悲惨なかたちで亡くなってしまう。このまま三〇キロ圏内も放置しておくと、まったく同じことが起こるだろうと」

原発から二〇～三〇キロの病院や施設の避難は、およそ一〇〇〇床とみられる大規模なものだった。いったん撤収させたDMATを再び出動させることについては、さまざまな異論もあり、近藤は調整に追われた。

原発事故後にDMATが緊急被ばく医療に対応することは、あらかじめ計画されたことではなかった。DMATの出動は自然災害時のことと定められており、原子力災害やNBC災害への出動については整理されていないためだ。都道府県に救護班を依頼するという意見もあった。

「二〇キロ圏内の悲劇を繰り返しては絶対にいけない。どうやったら人を救えるか。DMATの力を借りるしか、この事態は収束できない」

近藤は東京の本部にそう訴えた。

月日	搬出基病院	中継地点	搬送先病院・拠点	搬送手段	搬送人数	計
3月18日	南相馬市病院A	飯館村公民館	総合会津中央病院	バス	43	
	南相馬市老健施設A	飯館村公民館	福島県内老健施設	バス	3	
	南相馬市病院B	飯館村公民館	新潟県内医療機関	緊急消防援助隊	5	51
3月19日	広野町病院A	いわき光洋高校	埼玉県内5カ所の医療機関	バス	32	
	南相馬市病院B	川俣高校	新潟県消防学校	緊急消防援助隊	20	
	南相馬市病院B	川俣高校	新潟県消防学校	バス	29	
	南相馬市病院B	川俣高校	福島県立医科大学	緊急消防援助隊	8	
	南相馬市病院C	川俣高校	自治医科大学	バス	28	
	南相馬市病院C	川俣高校	とちぎリハビリテーションセンター	バス	32	
	南相馬市病院C	川俣高校	福島県内老健施設	バス	18	
	南相馬市病院C	川俣高校	福島県立医科大学	緊急消防援助隊	1	
	南相馬市病院D	川俣高校	前橋赤十字病院	バス	61	
	南相馬市病院D	川俣高校	前橋赤十字病院	緊急消防援助隊	1	230
3月20日	南相馬市病院B	相馬港	新潟市民病院	ヘリ	8	
	福島県立医科大学	―	新潟市民病院	ヘリ	6	
	南相馬市病院D	サテライトかしま	福島県立医科大学	ヘリ	9	
	南相馬市病院D	サテライトかしま	福島県立医科大学	自衛隊救急車	4	27
3月21日	広野町病院A	いわき光洋高校	茨城県内医療機関	自衛隊救急車	20	
	広野町病院A	いわき光洋高校	茨城県内医療機関	DMAT車両	2	
	南相馬市病院D	サテライトかしま	群馬県立産業技術センター	自衛隊救急車	21	
	南相馬市病院D	サテライトかしま	群馬県立産業技術センター	緊急消防援助隊	8	
	南相馬市病院D	サテライトかしま	群馬県内医療機関	緊急消防援助隊	20	
	南相馬市病院D	サテライトかしま	福島県立医科大学	緊急消防援助隊	1	
	福島県立医科大学	―	群馬県立産業技術センター	緊急消防援助隊	13	85
3月22日	南相馬市老健施設B	サテライトかしま	栃木県小山市内老健施設	緊急消防援助隊	20	
	南相馬市老健施設B	サテライトかしま	福島県内医療機関	緊急消防援助隊	4	
	南相馬市老健施設C	サテライトかしま	福島県内医療機関	緊急消防援助隊	2	
	南相馬市老健施設C	サテライトかしま	新潟県長岡市内老健施設	福祉車両	35	61
						454

3月18日から22日までのDMATの活動報告
（出典：災害医療センター「東日本大震災における活動状況報告書」）

一六日の一〇時半から、緊急被ばく医療調整本部、DMAT事務局、厚労省において、サーベイポイントでのトリアージ、応急処置・搬送車両・航空機への同乗など、医療搬送の枠組み作りや搬送先の調整などが検討されはじめた。

二日かけて議論し、安全を確保できた地域で活動することを前提に、一七日の一九時二八分に再び、全国各地のDMATに対する派遣要請がおこなわれた。そして、一八日から入院患者移送のための医療搬送を開始した（一五九頁の「活動報告」を参照）。

搬送については、中継地点までは自衛隊が担当した。中継地点から先は、放射線のサーベイチームがスクリーニングをおこなったうえで、DMATがトリアージと応急処置を施した。そして、搬送車両もしくは航空機に患者と同乗した。組織や県をまたぐ、かつてない大規模なオペレーションだった。近藤が当時を振り返る。

「結果として、五〇九名の入院患者・施設入所者の方々を県内外に搬送でき、なおかつ搬送中の死亡は一件も出さずにすみました。それはDMATの功績と言っていいと思います」

それでも、病院にいる入院患者を避難させるために一刻を争うなかで、枠組み作りの議論に二日もかかってしまったことは、大きな課題として残った。

「情報は一部しか来ませんし、準備をしていなかったことをやるのに時間がかかってしまった。最適な手が打てたかというと、もっともっとやれることがあったと思います」

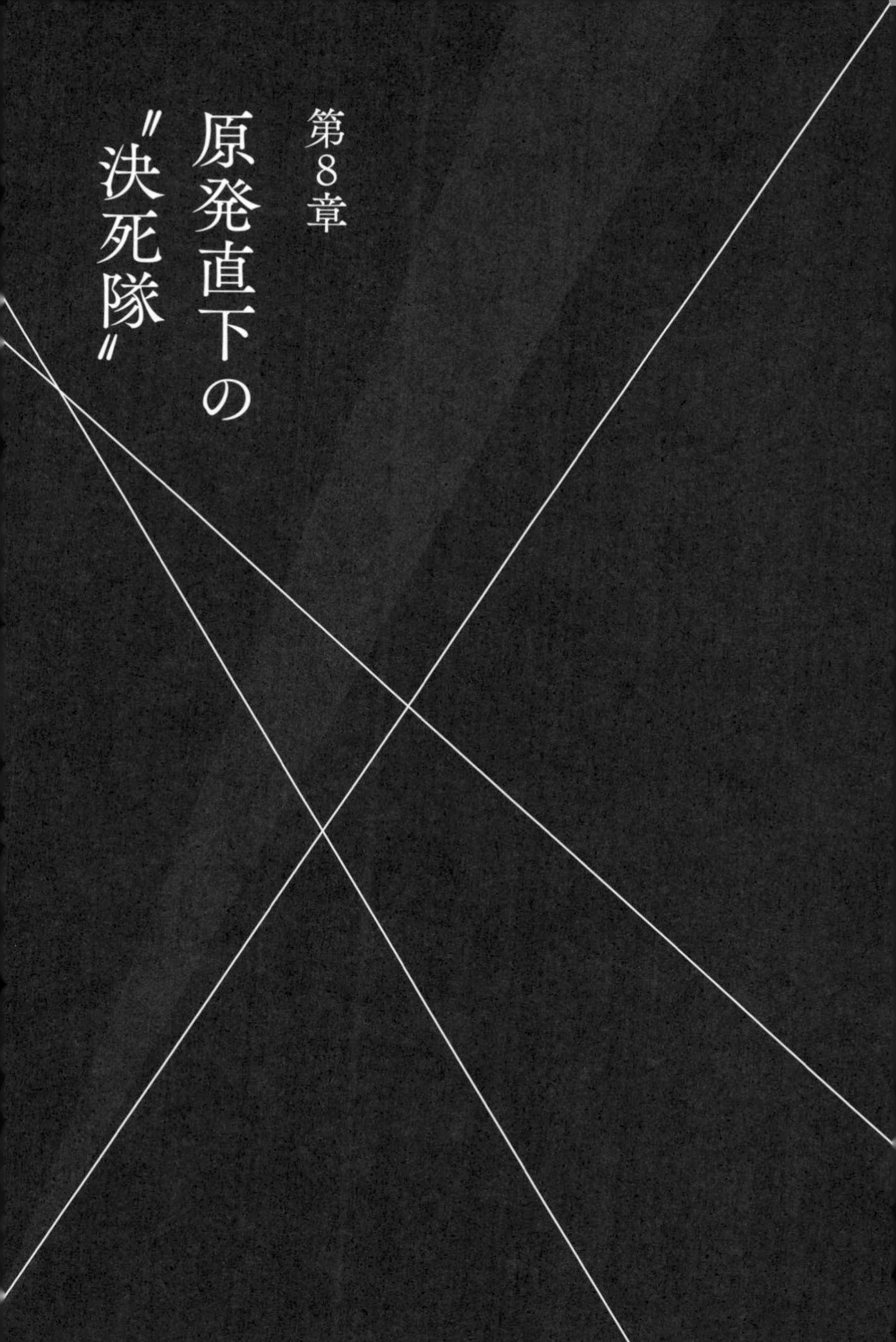

第8章 原発直下の〝決死隊〟

1　誰かがやらねばならぬ

三月一七日　九時四八分　陸上自衛隊ヘリが原発3号機に放水

部隊を被ばくから守るために

震災発生から七日目の三月一七日に至ってもなお、原発は危機的な状況を脱していなかった。特に3号機の使用済み核燃料プールは水位が低下しており、核燃料が溶けだして、放射性物質が大量に漏れ出す恐れがあった。そうなった場合、汚染が広がり、東日本が壊滅的な事態に陥ることも想定され、日本中が原発の状況を注視していた。

〝最悪の事態〟を回避すべく、一七日の午前中から、使用済み核燃料プールを冷却するための注水が相次いでおこなわれる。自衛隊のヘリコプターは、巨大な消火バケツで海水を汲み上げ、計四回、三〇トンの放水をおこなった。

しかし、水は注がれるというより、空中で風に煽られて霧のように拡散し、多くは3

号機から外れたところに、散り散りに降下しているように見えた。東電のテレビ会議の録画映像には、そのさまを見守っていた人々の「あー」という落胆の声や、「霧吹きやな」というつぶやきが記録されている。

続いて、強い放水能力を持つ自衛隊特殊消防車一一台と警視庁機動隊の高圧放水車一台が派遣され、地上からの放水を試みたものの、事態は好転しなかった。

こうした状況を受けて、菅首相から石原慎太郎東京都知事に、福島第一原発への特殊車両などの派遣の要請がおこなわれ、一七日の夜に都知事が受諾した。

三月一八日　〇時五〇分　東京消防庁に原発へ派遣命令

一八日〇時五〇分、危機を打開するために、東京消防庁の消防救助機動部隊――通称「ハイパーレスキュー隊」に出動要請が下る。高度な放水能力を持つ特殊部隊が、同日中に福島第一原発に向かうことになった。その行方に、日本の命運がかかっていた。

瓦礫が散乱し、高濃度の放射能汚染にさらされる原発構内での放水作業は、必然的に危険きわまりない任務になる。この部隊を放射線被ばくから守る専門家が必要だった。

このときに出動を要請されたのが、東京の杏林大学救急医学教室で教授を務めていた山口芳裕医師だった。山口は、震災前から、東京消防庁の特殊災害支援アドバイザーを任されていた。

特殊災害支援アドバイザーとは、東京都内でＮＢＣ災害が発生したとき、専門家としてアドバイスする役割を担う。通常、特殊災害支援アドバイザーとしての山口の務めは、電話などで相談を受け、助言を与えることで完結しているが、このときは違った。現場への同行を求められたのである。それだけ事態が切迫しており、当局が危機感を募らせていた。

山口は突然、最前線の福島に赴くように依頼されたときの心情をこう語る。

「私に出動要請が来たのは、すでに東京消防庁からハイパーレスキュー隊が出動したあとでした。私も大学人ですから、どんな災害にも臨場しようとは、普通なら思いません。しかし、今回の現場で特殊な知識や技術などを通じて、私でも役に立てることがあるなら、ぜひ協力しようという思いでした」

JCO事故の教訓

ハイパーレスキュー隊を追いかけて、福島に向かうことになった山口の念頭にあったのは、一九九九年の東海村JCO臨界事故だった。JCO臨界事故は、至近距離で中性子線を浴びた重症被ばく患者が三名発生し、日本において緊急被ばく医療体制が構築されるきっかけとなった事故だ。

そのとき、東京大学医学部附属病院で対応に当たった医療チームの一員が、山口だった。治療の陣頭指揮を執っていた、恩師でもある東京大学救急医学教授の前川和彦（まえかわかずひこ）医師の要請を受けてチームに加わっていた。

JCOの事故で重症だった三名のうち二名は、すでに致死的な被ばくを受けていた。遺伝情報が納められた染色体を破壊され、事故から三週間、四週間が過ぎると、患者の体から中性子線を浴びた前面の皮膚がほぼ完全にはがれ落ち、「だんだんと溶けていく」ような状態になっていった。

一度に高線量の放射線を被ばくしたことによる急性障害を目の当たりにした山口は、放射線被ばくの恐ろしさを初めて実感すると同時に、自らの力不足も痛感する。当時、日本では、高線量の被ばく、臨界事故などによる中性子線被ばくの治療については、研究がおこなわれていなかった。

山口は、それまで外傷の専門家だったが、JCO事故で医療チームに加わったことがきっかけで、特殊な事故に対応できるような救急医を志すようになる。以降、アメリカの放射線緊急時支援センター、フランスのNBC災害専門病院などで研修を重ね、被ばく医療に関する知見を蓄積してきた。

「私が福島に赴くにあたってイメージしていたのは、JCOの患者さんの様子です。つまり、東京消防庁の職員が高線量被ばくを受けて、体が溶けていくというか、朽ちていく事態――そのイメージが常に頭のなかにありましたので、どうしてもそれだけは回避したい、そのためにできることはなんでもしたいという思いがありました」

原発に向かう前の時点で、原発や周囲の放射線量についての詳しい情報は、山口にはまったく伝えられていなかった。そこに飛び込んでいけば、自分自身の命の保証がないかもしれない――。

「年数を経た原子炉が急激に冷えたときには、原子炉そのものがもたない場合があるという話は、専門家から聞いておりました。福島原発の原子炉はかなり古いものですから、そこに冷たい海水を大量に投じたらどうなるか。場合によっては炉そのものが損傷

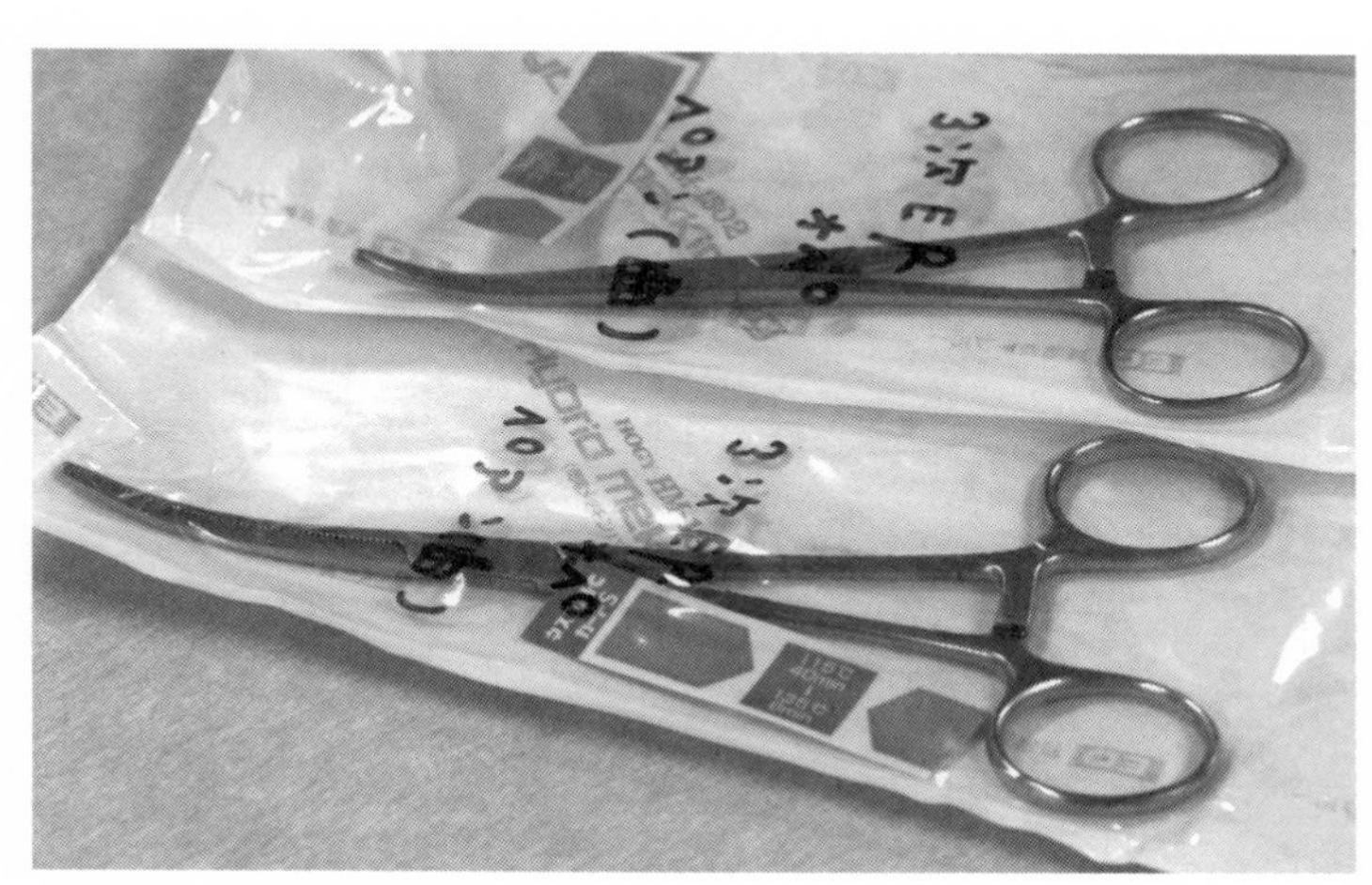

山口医師のペアン

を起こして、重大な事態に至りますよね。そうなったらもちろん、私も生きては帰れないだろうという程度のことは、専門家の端くれとして想像はできました」

出発前に山口は、「お守り」を持っていくことにした。

「これはペアンと呼ばれる器具なんですが、出血した部位をつまんで血を止めるための器具です。これをふたつ、ウェストポーチに入れて出動しました」

山口は、本来は外科医である。この器具も、外科医が用いるものだ。

「この器具で止められる出血なんて、たかが知れているので、実際には役に立たないかもしれません。ですから、これは外科医としてのお守りみたいなものでした」

一八日一八時四五分、山口は、連携車と呼ばれる消防の赤い車両に乗って東京消防庁の本庁を発ち、陸路で福島へ向かった。しかし、山口に課せられたミッションもまた不明確だった。

「ともかく3号機に対して注水作業をおこなうので、〝先生が近くにいてくれたら、みんな心強いから〟という程度で、具体的に何をおこなうという指令内容はありませんでした」

原発から南に約三五キロ離れた、いわき市消防本部四倉（よつくら）分署に山口が到着したのは、二二時過ぎ。ここがハイパーレスキュー隊の前線基地となっていたが、海のすぐ近くにあるため、津波の被害を受けて、電気・水・通信は機能していなかった。

山口が当時を振り返る。

「周囲が停電していて、暗闇のなかで、二階に灯された東京消防庁の本部を表す白いぼんぼりだけが光を放っていました。そこまで上がる階段があるかどうかさえわからない暗さです。一緒に来てくれた消防の職員が足元を照らす懐中電灯だけが頼りで、どこ

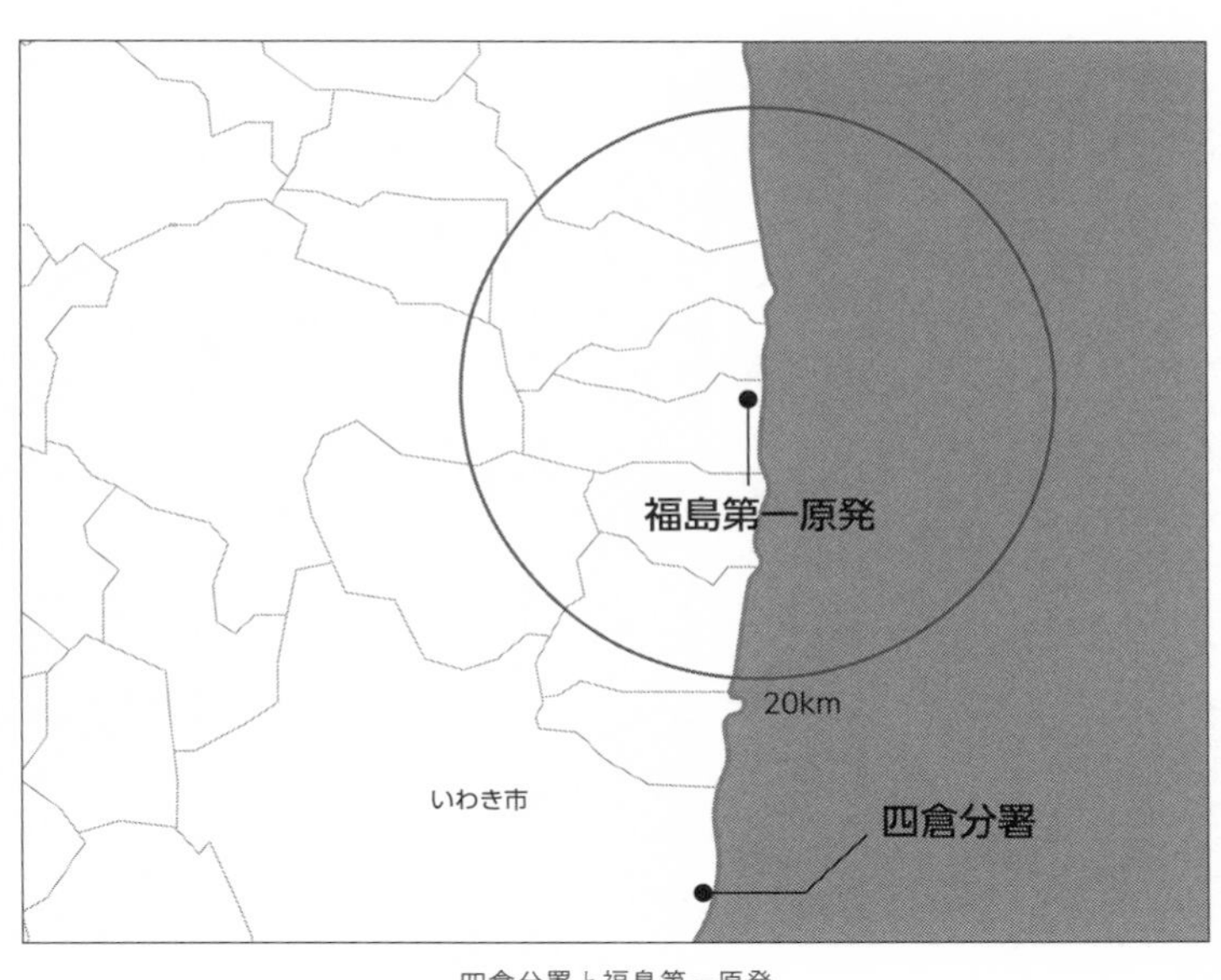

四倉分署と福島第一原発

もかしこも砂だらけで、いろいろなものが壊れているのが、わずかな光のなかで見て取れました」

山口が四倉分署に着いたころ、ハイパーレスキュー隊が原発構内に到着した。現地の部隊と指揮本部の幹部とのあいだで交わされる無線でのやりとりを、山口は耳にすることになる。

現地から届く音声には、複数の線量計の発するアラーム音が飛び交っており、緊迫した空気がありありと感じ取れた。相当な線量のなかで活動がおこなわれていることを認識して、山口は緊迫した。

ハイパーレスキュー隊が事故現場に到着

このとき、原発構内で活動していたハイパーレスキュー隊の様子を撮影した映像が残されている。

隊員らは、暗闇のなか、放水のためのホースを通すルートを確保する作業に当たっていた。地面に直接置いた原発周辺の地図に懐中電灯の光が当たり、フル装備の隊員たちがそれを見下ろしている。説明をする隊員の声には焦りのようなものが感じられた。

「ここが一号炉です。で、ここに重油タンクが海から浮いて転がっています。重油タンクと、建屋のあいだにホースを通してもらいたい」

当時の原発構内は、原子炉建屋の爆発などで飛散した瓦礫や、津波による漂着物などが散乱し、移動するのも困難な状態に陥っていた。そこにホースを通さなければならなかったのである。投光器が闇のなかでぎらつく光を放つなか、ゆっくりと移動していく消防庁の車両も映像に映し出されていた。

「この通路、真ん中より左側にマンホール、ぽっかり穴があります」

「隊長、二mSv／hまで上がりました」

「慌てるな。足元に注意しろ」

福島第二原発3号機直下の作業では、緊迫の度合いがさらに高まった。

「一〇〇mSv／h、一〇〇mSv／h。活動範囲、車両からあまり出ないでください。作業してない人は車の陰に隠れてください」

「待てない、待てない。もう逃げたほうがいいぞ」

「被ばくしたくないよ」

放水をおこなう予定の3号機周辺には、きわめて高い放射線量を示すポイントがあった。一〇〇mSv／hという線量がいかに高いかは、消防庁が定めている被ばく線量の限度を参照すればよくわかる。

通常の消火活動では一〇mSv、人命救助などの緊急時活動では一〇〇mSv。繰り返し活動をおこなう場合には、決められた五年間での被ばく量が一〇〇mSv（ただし、任意の一年間に五〇mSvを超えるべきではない）とされている。

この一〇〇mSvという値については、被ばく量がそれ未満であれば、臨床症状が確認されない（直ちに異常と見なされる変化が体に発生しない）という知見に基づいて定められたものである。

一九日の〇時三〇分、ハイパーレスキュー隊による一回目の放水では、二〇分間にわたって六〇トンの海水を注水した。放水後に記録されていた映像には、こんな一片もある。白いタイベックスーツに身を包み、防護マスクを装着した隊員らが寄り集まっている。そこに、「汚染してる人いない、誰か?」との声が轟き、「います、ここで待ってる、みんなそうです」と隊員が答える。

この命がけの放水作戦に、一三九名の隊員が出動していた。

この日の活動終了後、ハイパーレスキュー隊のある隊員が体調不良を訴えた。現場がパニックになっている様子が、無線を通して、四倉分署にいた山口にも伝わってきた。

「倒れた」

「死なせるわけにはいかない」

「自衛隊を要請してくれ」

山口は無線を通して「まずは診察させてください」と伝え、状態を確認した。すると、現場から「いまは話せる状態。冷や汗をかいて、ショック状態のようだ」と返ってきた。

一九日三時ごろ、体調不良を訴えた隊員が四倉分署に運ばれてきた。山口が確認すると、その隊員が身につけていた線量計の値は一〇ｍＳＶだった。その隊員を毛布にくるんで、温かいものを口に含ませると、急速に回復したという。

「急性放射線障害ではない。極度の緊張状態が続くと起こる症状であり、ほかの隊員も同様な症状を訴える可能性がある。全隊員に動揺しないように伝えました」

一時は「全部隊撤退か」という緊張感に包まれた。

その後、車両で休養を取った山口は、六時四〇分にハイパーレスキュー隊の幹部と四倉分署で合流した。その際、山口は、ふたつのことをよく理解してもらえるように努めたという。

ひとつは、消防隊員らに許容されている被ばく量の限度としての一〇〇ｍＳｖの意味合いと、その線量管理。山口は、全隊員一人ひとりが個人線量計を携行することにこだわった。当初、ハイパーレスキュー隊は、一小隊にひとつずつ線量計を持つ態勢で作戦にのぞんでいたのだ。しかし、同じ小隊内でも活動時には分散して動くことになる。ひとつしかないその個人線量計の示す線量が低かったとしても、小隊内の全員が安全とは限らない。そこで、山口は関係各所に働きかけて、個人線量計をかき集めたという。

「すべての隊員が、自分に固有の数値を把握していることが大事だと考えていましたので、その点にもこだわらせていただいて、最終的には全隊員が個人線量計を身につけて、原発構内に入るかたちになりました」

β線の被ばくをどう防ぐか

そしてもうひとつは、β線の危険性についてだった。当初、ハイパーレスキュー隊が計測器でモニターしていたのはγ線だけだった。γ線はβ線に比べて飛程（放射性物質が人体などに影響を及ぼす距離）が長いことに特徴がある。一方、β線の空中飛程は約一メートル、水中飛程は数ミリメートルと短い。

もしも、放水して、使用済み核燃料プールから跳ね返った水を隊員が浴びてしまったらどうなるか。隊員が、汚染された水から受けた、飛程の短いβ線による被ばくの量を捉えることはできない。山口はその点を問題視した。

山口は、β線もモニターする監視態勢を取ることを幹部に熱心に進言した。それは、チェルノブイリでの原発事故のことが頭をよぎっていたからだ。

「チェルノブイリで同じようなかたちで、消火作業に当たった消防職員が数十名、β線の影響を受けて、晩発性障害（放射線に被ばくしてから、長い潜伏期間を経て症状が現れる放射線障害）などで長期的には命を落としていくということが起こっていました。それを考えても、β線をないがしろにすることはできません。β線も同時にモニターするようお願いしました」

しかし、ハイパーレスキュー隊の幹部は「部隊運用の専門家じゃない医師が何を言うのか。黙っていてほしい」とかたくなに拒否してきたという。じつはハイパーレスキュー隊は、β線を計測する機材を持ってきてはいた。だが、現場にその計測器も持ち込むとなると、長年訓練してきた従来の活動手順を変更することになり、作業負荷が増えるとして、使っていなかったのだった。

国を守るために原発に乗り込んだハイパーレスキュー隊。その部隊の命を預かる医師。双方がにらみ合うなか、隊の激励に訪れていた消防総監が口を開いた。

「保有する資機材を用いて、β線の測定に努めよ」

続いて消防総監は、山口に向かって「隊員を頼みます」と頭を下げた。

〝隊員の命も、国も、両方救ってほしい――〟

山口は、消防総監の言葉をそう受け止めた。

山口たちは、二回目の注水活動から、被ばく線量が限度を超えない活動時間を定めて、シミュレーションをおこなうことを決めた。ところが、原発構内のどのエリアにどれだけの線量があるかというデータが、東電から提供されていないことが判明する。

山口は驚いた。

「敷地内の線量の状況については、まったく知らされていなかったというのが事実です」

2 全員、生きて帰ると信じて

二五〇mSvか、一〇〇mSvか

ハイパーレスキュー隊は、作戦を実行するにあたって、海水を通すための長いホースを敷地内に敷設しなければならなかった。通常、車両を用いておこなうのだが、当時の原発構内は瓦礫だらけだった。

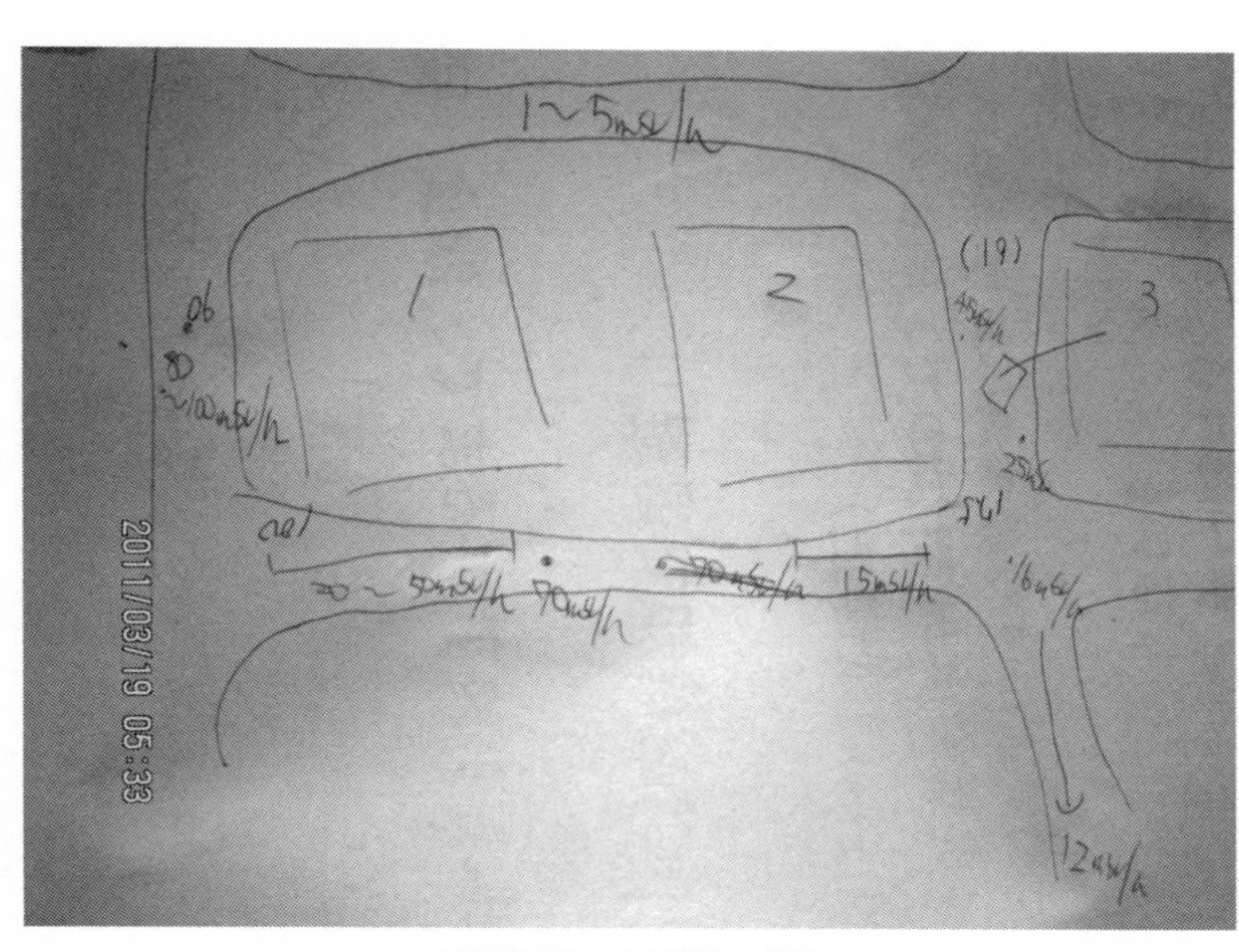

消防隊が作った手書きの地図

巨大なコンクリート片や鉄骨、横転したドラム缶などが散乱して、足の踏み場もないようなエリアもあった。そこに車を通すことはむずかしかったため、ホースの敷設も多くの部分は手作業でこなす必要があったのである。山口は語る。

「手作業でやれば、生身の人間ですから当然、被ばくを受けますよね。ですから、どのエリアの線量がどれくらい高いかというのは、情報として必須でした。しかし、それを東電側からは得られなかったので、東京消防庁の職員が自ら実地に線量を測定してメモを取っていって、それに基づいてホースを通す経路を決めていったという状況でした」

消防隊が原発構内の線量を調べて作ったメモが残されている。1号機から4号機、それを取り巻く通路とが略図として描かれたうえに、エリアごとに「五〇mSv／h」「一～五mSv／h」「二〇～五〇mSv／h」「五〇～一〇〇mSv／h」などと手書きで書き留められている。場所によって線量にかなりのばらつきがあったことがわかる。

「許容線量は一〇〇mSvということで活動をはじめたわけですが、実際に蓋を開けてみると、原発構内の空間線量率が思いのほか高かったんですね。一〇〇〇mSv／hにも達しているエリアが点在していることがわかったんです。一〇〇〇mSv／hということは、そこに六分間いたら一〇〇mSvの被ばくを受けてしまうということです。つまり、隊員はそこでは六分間しか作業できない。六分経ったら、別の隊員と交代しなければならないんです」

この方針に基づいて山口は、高い線量の被ばくを避けて作業を進める方法を検討しながら、エリアごとの作業時間を設定するなど、綿密な計画を立てた。山口の立会いのもと、ハイパーレスキュー隊の隊員らは、実際に車両を展開させながら、ストップウォッチを片手に詳細なシミュレーションを重ねて出動に備えた。

「どのくらいの線量でこの部隊が帰ってこれるか、こちらで計算をしながら、〝これなら大丈夫ですね〟と確認していきました」

こうしたなかで、山口は思いもかけない打診を国から受ける。

「許容線量が一〇〇mSvで隊員に不足が生じるのであれば、二五〇mSvにしたらどうか」

非常事態なのだから、通常の許容される被ばく量の限度を引き上げ、ひとりの隊員が持ち場にいられる時間を長くすることで、放水作戦を一気に進められないのか――国の打診が意味するところは、そういうことだった。

しかし、山口は譲らなかった。

「二五〇mSvの被ばくを受けてしまえば、その人は、被ばく線量が一〇〇mSv以下だった人よりも、確実にがんになりやすいという傾向が出てしまいます。ですから、一〇〇mSv以下に留めるのと、二五〇mSvまで許容するのとでは、リスクがまったく違うわけです。それで私は、〝専門家として二五〇mSvは許容できません。全員、一〇〇mSvまでで帰してやってください〟とお願いをした次第です」

もっとも、被ばく線量の限度引き上げが議論になったとき、現場のハイパーレスキュー隊員らは、当初、山口の主張を突っぱねるような姿勢を見せたという。

「もともと国のために命を捨てる覚悟で来ているのだから、一〇〇mSvであろうが二五〇mSvであろうが、そんなことはどうでもいい。二五〇mSvでやってやろうじゃないか」と血気に逸る調子だったようだ。

「一種の興奮状態に陥っているような印象を受けました。〃自分はこの身を犠牲にしてでも国を守るんだ〃といった気持ちの昂りのままに、使命に立ち向かっていくような心理状態だったんじゃないかと思います。でも、それは大きな間違いです。私は全員、生きて帰ってくると信じていましたし、そうしなければいけないと思ってもいました」

隊員のなかには、二〇代や三〇代など、これから子どもを持つかもしれない若い世代も少なくなかった。その彼らが、将来、放射線被ばくの遺伝的影響などを考えて、子どもを作ることに不安を抱くようなことがないように、可能な限り被ばくを避けて任務を完遂させ、東京に帰してやらなければならない――山口のうちにあったのは、そういう思いだ。

作戦成功！

こうして、山口の助言を基に安全管理を徹底させながら、現場にのぞんだハイパーレスキュー隊は、一九日から二〇日にかけて、一三時間三五分ものあいだ、連続注水に成功。その量は二四三〇トンにものぼった。この作戦をもって、危機に瀕していた原発は、かなり安定した状態を取り戻すことができた。

悲壮感があった隊員たちも、落ち着きを取り戻してきた。

作戦終了後のエピソードとして、山口が印象に留めていることがある。夜が更けてから、一度引き揚げた隊員が二、三人こっそりと戻ってきて、「先生、いつから子どもを作っても大丈夫なのかな」と訊ねてきたという。決死の覚悟で作戦にのぞんだとしても、心の片隅にはそんな気がかりもあったのだろう。

「任務が無事に終わって、いざ東京へ帰れる、奥さんや子どもに会えるとなった段階で、一時の興奮状態から醒めて、ふと現実に引き戻され、そんな心配が頭をもたげてきたんだろうと思います。私としては、とにかく全員を無事に帰すことができた。いわゆる殉職や、大きな傷病なども生じさせることなく活動を終了させることができて、本当に安堵しました」

その一方で、この放水作戦をめぐって、国に対する憤りを山口は感じてもいた。

「ハイパーレスキュー隊は、事態を収束するために、命を賭して現場に赴いていました。そういうかたちで国家を、そして国民を守ろうとする彼らに対して、国はその命を守るために最大限の努力を払わなければいけないと思うんです。私自身、そういう考えで彼らに随行したわけですが、はたして国家の側がそのことについて責任を感じてくれていたのか。その点について私は大きな疑問を抱いています。結果的に彼らが全員無事で帰ってこられたから、〝よかった〟ですんだわけで、同じことを繰り返すのは許されないことだと私は思っています。もちろん、そんなことにならないようにするというのが大前提ではありますが、命を懸けて国を守ろうとする者たちに対する国の責務というものを、もうちょっと真剣に考えていただきたいと思います」

じつは山口は、福島に向かう道中、メールで家族に別れを告げていた。一通は妻に、もう一通は、当時大学生だった息子に対してだ。妻には、「しばらく帰ってこられないかもしれないので、あとのことは頼む」とだけ簡潔に伝えた。

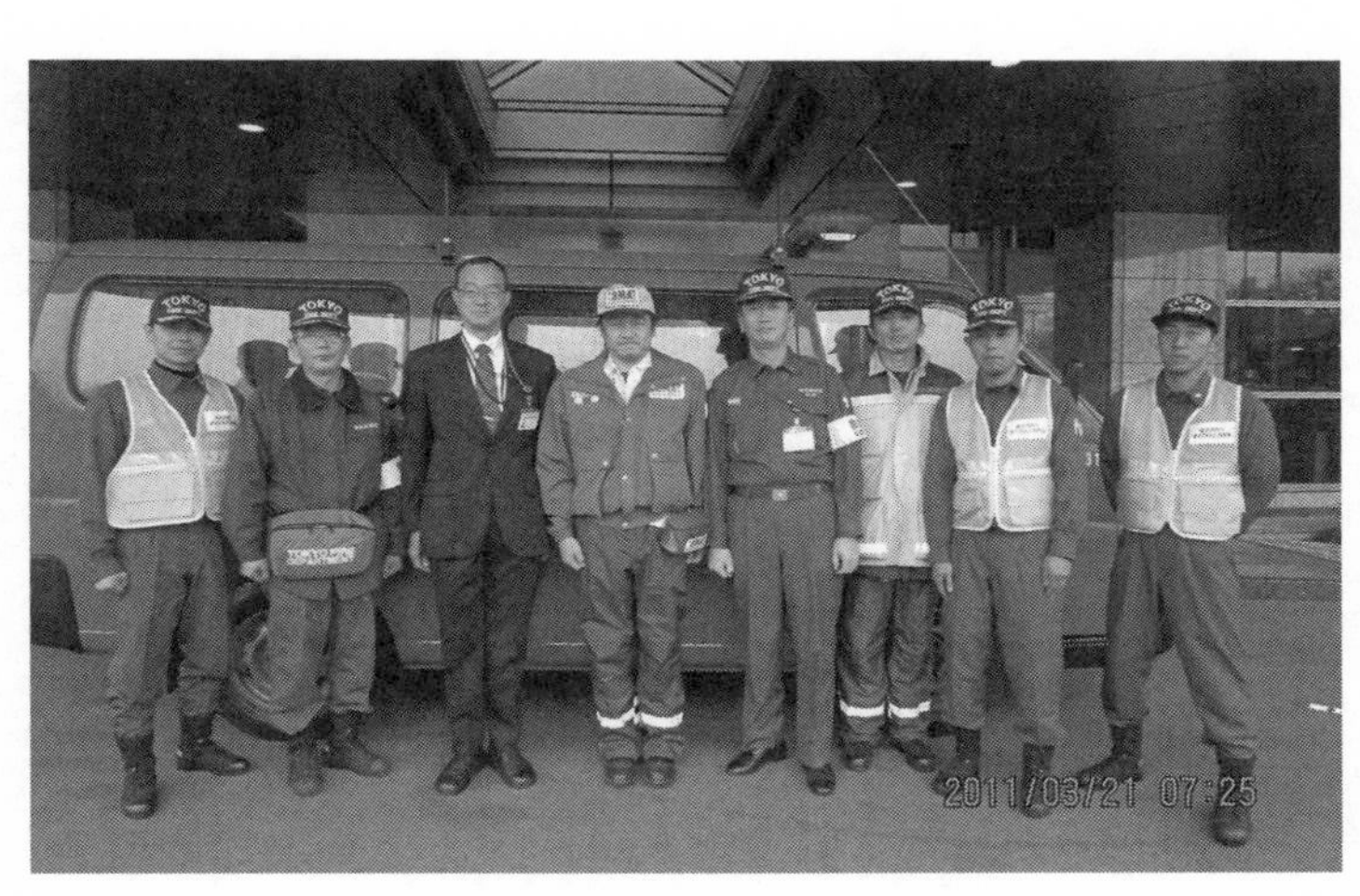

放水作戦後の集合写真（左から４人目が山口医師）

息子には、家族を託した。

「息子の下にまだ幼い妹がおりましたので、息子には、母親とその妹のことを頼む、と書きました」

当時、息子から受け取った返信を、山口はいまも大事に保管している。

死の覚悟を持って福島の地に赴かんとする父を誇りに思います。幾多の困難を乗り越えてきた父上、必ずや責務をまっとうされることを信じます。母のことはまかせてください。どうか、ご存分の働きを。

当時を振り返って、山口はこう語った。

「私がこういう仕事をしていて、世界各地の災害現場などにもたびたび出向いているので、それまでも息子なりに覚悟があったんでしょうね。今回は本当に帰れないかもと思っていたので、それが息子にも伝わったんだと思います。当時は感傷に浸っている心の余裕もなかったんですが、あとから読み返すと、大学生にしてはずいぶん立派な文を書いてくれたなと思いますね」

山口がつけ加える。

「私は自分の信念に従って好きにやらせてもらっていますけど、その陰には家族のこういう思いがあるんだな、というのを改めて感じさせられましたね」

決死の放水作戦は成功した。隊員らの安全を可能な限り守ろうとした山口の尽力もあって、隊員らの被ばく線量は最大でも三〇ｍＳｖ程度に抑えることができた。

こうして、核燃料プールから大量の放射性物質がばらまかれるという〝最悪の事態〟は、かろうじて回避された。

第9章
いまも続く
原子力緊急事態宣言

1　あのときの教訓はいま

東京電力福島第一原発の事故から九年。原子力緊急事態宣言は、二〇二〇年のいまも続いている。

あのとき医療者たちが直面した大きな課題。原子力安全神話のもと、おざなりにされてきた備え。そして一人ひとりが迫られた、重い決断――。

その教訓はいま、生かされているのだろうか。

見直される規準と体制

大きな枠組みの面では、震災翌年九月に、原子力規制委員会が新たに発足した。

原発事故のときには、原子力発電を推進する立場にある資源エネルギー庁と、原子力発電を規制する立場にある原子力安全・保安院とが、同じ経済産業省の管轄下にあった。推進側と規制側とのあいだで、公然と人事交流がおこなわれていた。

こうした経緯から、新たに設置された原子力規制委員会には、原発事故で浮かび上がった「独立性」や「透明性」の実現を求められた。安全規制や防災対策の強化、原発の運転再開の判断基準の見直しや、被ばく医療体制の見直しなど、重い責任を担う。

そして原子力規制委員会は、原発事故当時、被ばく医療体制が十分に機能しなかった反省から、その仕組みを見直した。主に初期の救急医療をおこなうことになっていた「初期被ばく医療機関」を廃止。その代わりに、原発周辺のけが人の受け入れや被ばく検査をできる〝人材を提供する〟病院などを、「原子力災害医療協力機関」として登録することにした。

さらに全身被ばくや内部被ばくなど、症状の重い患者の診療や除染などをおこなうことになっていた「二次被ばく医療機関」も廃止し、国の指針で道府県が「原子力災害拠点病院」を複数指定することとなった。原子力災害時に、汚染の有無にかかわらず、けが人などを受け入れ、被ばくがある場合には中核となって対応する仕組みとなった。

そして、「三次被ばく医療機関」も廃止する代わりに、国の指定する「高度被ばく医療支援センター」と「原子力災害医療・総合支援センター」を設置した。

このうち、高度被ばく医療支援センターは、被ばく患者の診療および医療従事者などへの高度・専門的な教育研修の実施を主な役割としており、かつての三次被ばく医療機関であった放医研、広島大学に加え、長崎大学、弘前大学、そして福島県立医大がこれに指定されている。

対する原子力災害医療・総合支援センターは、原子力災害医療派遣チームの派遣調整、地域および全国の被ばく医療ネットワークの構築を主に担うとされ、広島大学、長崎大学、弘前大学、福島県立医大が指定された。つまり、放医研以外の四大学が、高度被ばく医療支援センターと重複して指定を受けたかたちになったのである。

原発から五キロの大熊町に位置し、本来の機能を発揮できずに撤退を余儀なくされたオフサイトセンター。参集すべき人員がなかなか揃わなかったばかりか、通信が途絶され、医療搬送の調整など、多くの課題を残した。

この反省を受けて、内閣府は「オフサイトセンターに係る設備などの要件に関するガイドライン」を策定した。このガイドラインは、二〇一二年九月に制定され、以後、二〇一六年三月と二〇一九年八月の二次にわたって全面的な改訂を重ねている。

オフサイトセンターの立地要件としては、原子力事業所から半径五キロ以内は避けたうえで、なおかつ半径三〇キロ圏内に設置すべきであると定められた。

また通信環境に関しても、東日本大震災時には機能しなかったテレビ会議システムの拡充整備をはじめ、通信回線を多重化・多様化して、万が一の場合にもスムーズに情報収集・発信ができるよう環境を整えることを提言している。

もうひとつの重要なポイントは、放射線防護だ。大熊町のオフサイトセンターでは、二〇〇九年の総務省監査によって放射線量を低減させるための措置に関する不備を指摘されていた。にもかかわらず対応を怠っていたことが、大きな問題に結びついた。

ガイドラインは、その点についても「コンクリート壁、換気設備、窓等の気密性の向上等及びHEPAフィルター、チャコール（活性炭素繊維等）フィルター（除去率九九・五％以上）等の空気浄化フィルター等により、放射線又は放射性物質を遮断する機能が講じられていることが必要」と明文化している。

さらに、そうした予防的処置にもかかわらず、オフサイトセンターが使用に耐える状態ではなくなってしまった場合のバックアップとして、「代替オフサイトセンター」をどういう場所にどのようなかたちで設置すべきであるかについて、次のような規定もある。

「原則として、三〇キロ以遠であって、オフサイトセンターから車両による陸路移動が可能な場所であり、かつ、年間の風向を考慮して、原子力事業所からオフサイトセンターの方向とは異なる場所に複数存在することが必要」

しかし、これらはあくまで、国が示した指針にすぎない。国内にあるすべての原子力施設に関して、この要件が果たされているかどうかは、また別の問題だ。行政には不断の備えが求められている。

放射線災害への備えとは

そして、病院避難に伴って発生した悲劇。避難区域内に取り残された入院患者や施設入所者らが、バスなどによって搬送された避難を通じて、次々と命を落としていった。もしもあのとき、当の病院や施設が放射線災害に対応できる設備などを備えていたとしたら、搬送手段や搬送先が整うまで、病院や施設内に留まることで、彼らの命も救われたのではないか——。

その教訓を踏まえ、原子力施設の近辺には、新たな対策を講じている病院もある。茨城県那珂郡東海村の村立東海病院がその一例だ。三キロほど先には、日本原子力発電が経営する東海第二原子力発電所がある。この病院では、原子力災害に備えて、入院患者らが一定期間、病院内で「屋内退避」できるように設備を改めた。寝たきりの患者にとって、無理のかからない搬送手段が整うまで、待機することを想定したものだ。

病院を案内してくれた職員が、巨大な装置の前で足を止めた。

「陽圧化装置にフィルターを設置しまして、放射性物質をフィルターで吸着して、きれいな空気をお部屋に運ぶ装置になっています。三日間、きれいな空気のまま、部屋のなかで過ごせる、退避できるというかたちです」

また、この病院には、停電などを想定して非常用電源も整備されており、併せて数日分の水や食料の備蓄もおこなわれている。電気・食料・水は「屋内退避」するための生命線だ。東日本大震災のときには、原発周辺の病院が避難区域や屋内退避区域に組み入れられてしまったために、外部からの補給を断たれ、飲食すら危うくなるようなケースが多々見られた。

原子力災害を想定したこのような整備は、国からの補助金によってまかなわれている。国は二〇一八年までの六年で、原発周辺の三〇〇の施設に対して、七〇〇億円の補助金を交付している。

しかし、原発周辺にある、あらゆる病院が十分な対策を施しているとは言いがたい。整備は、いまなお途上の段階にある。

2　闘った医師たちのその後

震災直後から、ひとりの人間として目の前の命を救おうと、福島の現場に立ち向かった医療者たち。彼らはその後、さまざまな教訓を胸に、自らの人生の航路を大きく変えていた。

広島大学から東北大学へ

原発事故直後に、文科省から派遣要請を受けた広島大学の細井義夫医師。福島では、放射線医学の専門家として、体表面汚染の基準引き上げや、病院避難の現場でスクリーニングなどに関わった。

あれから、細井は東北大学災害科学国際研究所緊急被ばく医療推進センターのセンター長に就任した。東北大学は、細井にとっての母校でもある。また、東北大学病院は原子力災害拠点病院である。福島の原発で再び大きな事故が起きた場合、福島県立医大付属病院に患者を収容しきれなくなったときには、東北大に搬送される手はずになっている。そういう背景もあって、細井はこちらに軸足を移すことにした。

そして、東北大学大学院教授として、医療者に放射線教育を施すプログラムの作成にも携わっている。

福島原発の事故を通じて、細井のなかで課題として意識されるようになったのは、医療者の、放射線に対する知識不足だったという。

「医師はもっと、放射線に対する知識を持つべきです。知識がないがゆえに、いたずらに恐怖に駆られたり、逃げ出したりということが起きていました。正しい知識を持つことが、正しい対応をするための第一歩なんです。しかしながら、原子力災害・放射線災害を現場で見たという人は、そんなに多くはありません。それを教育できる人も限られています。いまの私が全力を注いでいるのは、医療者や医療を志す人に対してそういう教育を施すシステムを作成することです」

細井が言っているのは、放射線リスクコミュニケーション——すなわち、原子力災害などが発生したとき、医師は患者といかにコンタクトを取り、いかに対応すべきなのかということだ。細井の働きかけもあり、医学生の卒業時の到達目標を示す文科省のガイドライン「医学教育モデル・コア・カリキュラム」の平成二八年度改訂版には、原子力災害や放射線リスクコミュニケーションに関する項目が取り入れられた。

一方で細井は、原発事故への関心が著しく低下していることに懸念を感じている。

「福島の原発事故から七年、八年が過ぎるなかで、事故のことが人々のあいだで徐々に過去のことになり、記憶の外側に追いやられつつあるような感触があります。でも、原子力発電所がある限り、いつかまた事故や災害は起きるかもしれない。ですから、今度の事故で学んだことは、何度でも再教育していく必要があると思うんです。どんな事故があり、そのとき何が起きたのかということを、記憶に留めておくことが重要だと思います」

緊急被ばく医療のプロとして

同じ広島大学から現場に駆けつけ、DMATとして二本松市の男女共生センターなどで活動していた廣橋伸之医師は、東日本大震災で福島入りした経験を契機として、その後、緊急被ばく医療の専門家になった。現在は、広島大学の原爆放射線医科学研究所に所属する放射線災害医療研究センターで教授を務めている。そして、廣橋と似たような道筋をたどったのが福島県立医大の長谷川有史医師だ。

事故当時、負傷した自衛隊員や原発作業員の受け入れを選択の余地もなく求められ、対応に追われた福島県立医大は、いまや「高度被ばく医療支援センター」かつ「原子力災害医療・総合支援センター」として、日本の被ばく医療の拠点のひとつとなった。突きつけられた運命に翻弄され、「感情失禁」を起こした長谷川も、いまではそのなかで主導的な役割を担う専門家として采配を振るっている。

「この患者は、生理学的に不安定な状態で蘇生が必要です。同時に、体表面に放射性物質が付着しているので除染が必要です。蘇生と除染のどちらを優先しますか？」

原発事故後に、福島県立医大ではじまった緊急被ばく医療の実習で、長谷川は学生に問いかける。

「放射線量をチェックして、問題がなければ、蘇生を優先します」

「問題があったら、どうするんだ？　足に高濃度の放射性物質が付着していたら？　患者さんの命を救うために、どれくらいの被ばく線量を容認できますか？」

長谷川は、原発事故当時、なんの準備もないまま最前線に駆り出された反省を胆に銘じている。

「幸い、僕が診た患者は死ななかったけど、高度に被ばくした患者があのとき、もし搬送されてきていたら、その命を救えなかったかもしれない。そんな反省もあって、こういう実習をしているわけだよ。皆さんが将来、万が一、同じ状況になっても、僕のような苦い思いをしなくてすむように」

長谷川は、はからずも日本国内で実地の緊急被ばく医療の経験をいくつも積んだ稀有な存在となったが、自分がまだ「研鑽（けんさん）中」であるという意識をなくしてはいない。そして、自らの「失敗」をあえて明かしながら、世界に、そして次の世代に事故の経験を伝えようとしている。これまでに一〇カ国以上の国々で講演をおこない、プロローグで紹介したように、国内でもさまざまな医学会で原発事故での経験を広く伝えている。

「この福島での事故で明らかになった多くの失敗――うまくいかなかった部分をあえて伝えるのが、自分の役割のひとつなのかなと思っています」

震災直後、心の準備もないままに、経験もない緊急被ばく医療の最前線に立たされたときの自分の反応は、平均的な医療者が示す典型的な反応だったと長谷川は考えている。だとしたら、将来同じ立場に立たされた医療者が、やはり同じように戸惑い、同じように煩悶（はんもん）するのではないだろうか。少しでも自分の経験が役に立たないか。

「僕は失敗したけれど、本当ならこうすればよかったんじゃないか、という反省が当然あるわけです。そういうしくじった人間、後悔した人間が、その後どういう感情の動きを経て、自分の目標をどう再構成していったのか――それを伝えたいというのが、僕の目標のひとつなんです。その失敗から得た教訓を生かすことで、その後、発生するかもしれない損害を減らすことができるのであれば、自分の失敗を明かすことも、恥ずかしいことだとは思いません」

福島での事故は、長谷川にとって何だったのか――。

長谷川は「あくまで僕にとっては」という但し書きをつけたうえで、こう述べている。

「〝変化に対する順応〟ですね。抗うことのできない変化に対して、順応していくこと。それによって、仕事の内容も、目標も、環境も、役割も変わっていく。そうしてすべてが変わっていくなかで、その変化に対して自分がどう適応していくのか。その過程こそが、僕にとっての原発事故です。――いま現在も、その渦中にあります。毎日、たいへんですよ」

被爆二世の医師はいま

その長谷川に対して、事故当時に被ばく医療のレクチャーをおこなったのが、長崎大学から派遣された熊谷敦史医師。

二〇一一年三月、〝最悪の事態〟に備えて、医療態勢を整えるために福島県立医大に乗り込んでから、その後、数週間ごとのスパンで、福島と長崎とを行き来する生活を続けていた。そして、翌二〇一二年の四月からは、福島県立医大の災害医療総合学習センターに籍を移した。

「長崎と福島を行ったり来たりする暮らしを続けるなかで、福島で、いまこの原発事故というものを受け止めつつ生きている人々の存在が、僕のなかでは非常に大きな比重を占めるようになっていったんです」

熊谷の授業を取材させてもらったこの日は、震災で福島に何が起きたのか、そこでの健康リスクをどう評価すべきなのか、福島について医療者が知っておかなければならないことは何なのか、といったことを説いていた。相手は、震災後、福島での経験を伝えていこうという趣旨で設立された長崎大学と福島県立医大の共同大学院の学生たちと、アメリカから来た学生だった。

災害医療総合学習センターで熊谷らが進めてきた教育には、大きなふたつの軸がある。ひとつは、被ばく医療において、どうすれば患者の命と医療者の安全をともに守ることができるのかというノウハウ。もうひとつは、放射線災害医療全般に及ぶ諸問題の取り扱い方についてだ。

放射線量に基づく住民の健康リスクを、どう評価するか。そういった点のみならず、震災後の福島で、住民たちがどんな不安や悩みを抱えているのか、それに向き合う医療者が持っているべき知識はどういうものなのか。そういった社会的な側面も含めて、原発事故から派生する問題を幅広く対象にしている。

「福島での事故以降、緊急被ばく医療に関心を持つ医療者は、福島以外の土地でも増えてきました。ただ、放射線の問題に対して、現地のたとえば幼稚園ではどんな対応があったのか、行政による保健活動のなかでどんな問題が起きているのかといったことは、県外の方にはイメージしにくいものがあります。そういうテーマも、セミナーで扱ったりしています」

長崎出身の熊谷は、じつは被爆二世でもある。福島に移ったことは、そのこととも無関係ではない。

「母から、そして祖母からも、原爆に対する怒りであるとか、放射線に対する恐れであるとか、そうしたエピソードをずっと聞かされてきました。僕が放射線やがんについて学ぶきっかけとなったのも、そもそもはそれだったんです」

だから、福島の人々の多くが、原発事故以降、がんになるのではないかとか、子どもに悪い影響が及ぶのではないかといった不安を抱えていることもよく理解できる。それだけに、長崎の被爆者から得られた膨大なデータと知見の蓄積を、ここで活かしたいという思いがあるのだという。

「被爆者たちが、どんな思いで放射線と向き合ってきたのか。長崎から来た、被爆者の子としての僕が、その思いを少しでも福島の人々と共有できるなら、僕がここで彼らとともに生きている意味もあるのかもしれません」

必要なのは逆転の発想

細井とともに広島大学から派遣され、福島で緊急被ばく医療やスクリーニングなどに携わった谷川攻一医師もまた、その後、福島に居を移した。

震災直後、医療体制が整わないなかでおこなわれた〝病院避難〟によって、多くの死者が発生するのを目の当たりにした谷川。以後、ずっとそのことを心にかけ、同じ過ちが二度と繰り返されないよう、なんらかの手を打ちたいと思っていた。そこへ声がかかり、谷川は福島に骨をうずめる覚悟で、福島県立医大に移籍することになった。

その後、谷川が福島県立医大附属病院でおこなったのは、「災害医療部」の立ち上げだった。折しも福島県立医大は、「高度被ばく医療支援センター」ならびに「原子力災害医療・総合支援センター」としての指定を原子力規制庁から受けたところだった。それらにまつわる業務を統括する部門として設立されたのが、「災害医療部」だ。

福島県立医大は、地震・津波・台風・噴火などの災害発生時に、災害医療に対応する災害拠点病院でもある。それこそ原子力災害も含め、どんな災害が起きるかは予測がつかないため、どんな危険にも対応できるような体制を構築しておかなければならない。そうした考えから、谷川が提唱するのは、「オールハザード・アプローチ」というものだ。

災害拠点病院にしても、自然災害にしか対応できない、原子力災害には対応できない、といった区別がある限り、弾力的な運用はむずかしくなる。この際、そうした区別を取り払って、あらゆる種類の災害に臨機応変に対応できる体制を整えておくべきだというのが、オールハザード・アプローチの考え方である。

東日本大震災においても、複合災害であったがゆえに、誰が対応するのかという面で混乱が見られた。たとえば、急性期の救急救命を守備範囲とするＤＭＡＴが厚労省管轄である一方、原子力災害に関しては当時、文科省が管轄していたことから、組織上の縦割りが現場に弊害をもたらしていた。未だに被ばく医療体制の整備が縦割りになっている現状において、谷川たちが目指す理想は国の先をいっている。

「フロントラインで活動する医療機関が、そうした行政上の縛りを受けるべきではないと思っています。しかしながら、そうした縛りというのは簡単に取り払えるものではない。それならば、医療機関の側からそうした制約に囚われない仕組みを作っていって、それに対して国から支援してもらえばいい。そういう逆転の発想のようなものが必要な段階に、すでに達していると私は思います」

そして、谷川の現在の職場は、福島第一原発から八キロに位置するふたば医療センター附属病院である。福島第一原発では、いまなお毎日数千人の作業員が、廃炉作業をおこなっている。そして、再び原子炉が危険な状態になり、負傷者が発生しないとも限らない。谷川は、ここのセンター長と附属病院長に就任し、被ばく医療体制の整備に取り組んでいる。

病院には、放射線汚染が疑われる患者のための除染室があり、その隣には一般の救急センターと同じ資機材を装備した救急処置室が設置されている。除染がすんだ患者に速やかな処置が必要であれば、直ちに治療を開始できるようにするためだ。

谷川によると、放射性物質に汚染されている疑いがあるとして搬送されてくる患者であっても、その患者の生命に直ちに危険を及ぼす要因があるとすれば、放射線による被ばくそのものというより、負傷や心臓病、脳卒中など、一般的な傷病であることのほうがはるかに多いのだという。除染室と救急処置室が隣り合っているのは、そういった理由による。ふたつの部屋を案内しながら、谷川が解説する。

「救急処置ができるように、バイタルモニターや超音波エコー、電気ショックを起こす除細動器などが備えられています。人工呼吸器も準備してありますので、ここで重症の患者さんへの初期対応ができます」

二〇一一年三月一七日、福島から広島大学に帰還した谷川は、記者会見で「これからの福島に医療支援が中長期的に必要だ」と述べ、一〇年、二〇年先を見据えていた。

「これからの福島第一原発では、廃炉に向けた非常に長期にわたる作業が待っています。またこの地域では、国あるいは県の主導のもとに、さまざまな復興関連事業が進められています。そうしたなかで、この医療機関に求められる役割は、帰還される住民の方々への医療対応はもちろんのこと、廃炉に向けた作業中の事故や、復興関連事業でこちらに入ってくる人々への緊急対応などになってくるものと想定しています」

そんな谷川も、すでに還暦を過ぎている。いつまで現場に立ちつづけることになるのかは「神のみぞ知る」と断ったうえで、最後にこうつけ加えた。

「双葉地域で抱えている医療の課題がある限り、私は関与していきたいと考えています」

看護師にも放射線の知識を

事故直後から、対応の最前線に駆けつけていた放医研の福島芳子看護師。彼女もまた、原発事故をきっかけとして人生の道筋を大きく変えた。

放医研から大熊町のオフサイトセンターに派遣され、劣悪な通信環境に苦慮しながら、原発構内で発生した負傷者の搬送調整などに関わった福島。震災翌年に環境省総合環境政策局に放射線専門官として出向。その後、長崎大学の保健学科助教を経て、東京医療保健大学の講師となった。看護職から、看護学を教える側に回った契機はなんだったのか。

「もともと放医研では、アイソトープ（放射性同位元素）などを扱う研究をサポートする看護職を務めていたんですが、震災以降、しばらくは震災対応に関わっていました。その後、環境省に出向して、福島の住民の方々の健康影響に対する支援などに行政側の立場で従事するようになりました」

そのとき、福島の人々――特に、現地の医療機関に勤める看護師たちから言われたことが、福島の志向する先を大きく変えることになる。日本随一の放射線医学の専門機関である放医研という組織の存在すら知らず、放射線についての知識もほとんど持っていなかった看護師たちは、福島にこう言ったのだという。

「看護師たちにももっと放射線に関する知識があれば、事故当時、もっと違う対応ができたのに」

必要なのは、看護師への教育なのだ――。そう考えた福島は、看護師には、できれば看護学生のうちから、放射線について一定の知識を身につけ、原子力災害時などにも冷静に対応できるような知見を持ってもらいたいという思いから、災害看護学の指導に当たっている。

さらに福島は、二〇一五年に原発から二〇~三〇キロに位置する福島県双葉郡川内村と縁を持つ。当時所属していた長崎大学から、川内村の復興推進拠点の担当として派遣されたのが最初のきっかけだった。

外から村に支援に入るなかで、福島の心中には、今後の健康をサポートしていくうえで、地元の人々とともに活動したいという思いが芽生えはじめた。そのためには、やはり地元に住んで、日々の生活から共有していくべきだと考えた。そうして、川内村に移住することを決めた。

九年前の原発事故がなければ、看護師を養成する教育に携わりたいとは思わなかったかもしれない。そう述べる彼女は、当時、オフサイトセンターでただひとりの女性看護師だった。だからこそ、女性の看護師たち、あるいはその卵に対して、こう望んでいるという。

「女性の看護師でも、知識を身につければ、福島のような原子力災害があったとき、放射線防護をしたうえで対応できると知ってほしいです。それに、正しい知識を持ってほしい。たとえば原発事故などの際に自分が対応したら、不妊になったり、子どもに障害が出たりするんじゃないか、といった、女性特有の問題をめぐる誤った認識を、看護師自身に持ってほしくないなと思います」

福島という磁場

このように、あのとき現場で格闘していた医療者たちの多くが、強い磁場に引き寄せられるように、福島周辺にフィールドを移してきている。

震災当時、原子力安全委員会で緊急事態対策調査委員を務めていた鈴木元医師もそのひとりだ。避難してくる住民たちへのスクリーニングレベルを一万三〇〇〇cpmに留めて、甲状腺の被ばく線量の測定をおこなうことなどを助言したものの、現場に届かなかった。福島県では、子どものいる親たちの不安が根強かったことから、事故から九年経ついまも、健康を長期に見守ることを目的として、子どもの甲状腺検査が実施されている。

鈴木は、現在、福島県が設置する「県民健康調査」甲状腺検査評価部会の部会長を務めている。「評価部会」は、県民健康調査でおこなわれる甲状腺検査の結果について、病理、臨床、疫学などのさまざまな専門的知見から議論を深め、評価をおこなうために設置された組織だ。

福島で甲状腺がんが多く見つかっているのは、被ばくのせいではないか——。

原発事故による甲状腺への影響については、議論の前提となるデータが少ないこともあり、いまなお評価の途上である。「評価部会」の現場では、委員同士、そしてメディアとのあいだで激しい議論、ときには摩擦も生じてきた。こうしたなか、鈴木は、火中の栗を拾うように「評価部会」の委員となった。

「評価部会については、メディアとのリスクコミュニケーションがうまくいっていないな、というのは端から見て感じていました。ですから、自分がやるならその問題点を解消していこうと思っていました。メディアが納得しなければ県民は絶対納得しないんです。そこをなんとかしようと思っただけです。（原発事故当時の）〝責任を取った〟というよりは、腐れ縁みたいなものですね」

そして、鈴木は研究者として、当時の被ばくの実態を明らかにしようと研究を続けている。

「震災当時、データとして取られていたのは体表面汚染の線量だけでしたが、そこから甲状腺の被ばく線量を推計するという方法論については、以前から原子力安全研究協会のなかで用意されてはいました。それを、防災関係者のあいだで認められるような論文のかたちにまとめる段階に、いまやっと達しようとしています。そういう意味では、原発事故以降、宿題として抱えていたものを、いま少しずつ片づけているという感じですね」

誰が命を救うのか

未曾有の原発事故によって、多くの不備が露呈した日本の緊急被ばく医療体制。その後、体制は見直されてはきているが、まだ道なかばである。その一方で、各地の原子力発電所は再稼働をはじめている。こうした状況に対して、ハイパーレスキュー隊の安全管理を担った杏林大学の山口芳裕医師は、国の危機管理が未だに不十分であると苦言を呈している。

「国は原発を、産業としてしか見ていなかったんじゃないかと思いますね。東日本大震災のときには計画停電などもおこなわれましたが、そこで初めて、電力事業というのが単なる金儲けというより、国民一般の生活を支える重要な基盤のひとつだったということが認識されたようなところがあると思うんです。それならば、そういう電力の事業所が事故などで危殆に瀕した場合には、国の主導のもとで守らなければならないのはあたりまえのことだと思います。しかしながら、現実に何かが起きても、国は〝事業者責任〟という言葉を隠れ蓑にして、知らぬ存ぜぬを貫こうとするわけです」

有事の際に、内閣府や原子力規制庁などが音頭を取って地域住民を守るような体制は整備されてきている。しかし、肝心の原発構内にいる作業員を、いざというときに誰が守るのかという点については、じつはいまもって整備されていない。

万が一、再び原発事故が起き、原発構内で作業員が被ばくしたとしたら、誰がそこに入っていって治療に当たるのか。山口が憤っているのは、国のそうした隙間だらけの危機管理のあり方だ。

「たとえば、くだんの放水作戦にしても、今回はたまたま東京消防庁が応じて、ハイパーレスキュー隊が原発構内で作業に当たりましたが、これは本来、消防の業務ではないんです。問題は、誰がそこを救うのかということを、国がちゃんと決めてこなかったことにあります。そして、じつはいまも決めていない。私はここに、大きな誤りがあると思います」

置き去りにされている懸念――。

「事業所内で発生した事故に関しては、事業者責任という言葉を笠に着て、国は明確な手を打ってきませんでした。原発を再稼働させていく前に、本来ならその部分をきちんと整理整頓しなければいけないと私は思いますね」

エピローグ

二〇一九年九月——。

仙台で日本放射線事故・災害医学会がおこなわれた。この学会は、「緊急被ばく医療の現状、事故事例、放射線影響および線量評価などの最新の学術的知見を共有し、放射線事故・災害対策のより良い実現に向かって社会に対して提言をおこない、また自らそれらを実践していく」ことを目的としている。

今学会の大会長は、東北大学の細井医師。放医研から立崎医師、福島から長谷川医師と谷川医師、広島から廣橋医師、国からも被ばく医療に関わる規制庁や厚労省の担当者などが集まっていた。

学会では、細井が「放射線治療・生物学から見た緊急被ばく医療」、立崎が「放射線事故における造血幹細胞移植の事例」を発表したのに続く、シンポジウム「原子力発電所内の被ばく医療体制」で、フロアから厳しい質問が飛んだ。厚労省の担当者に質問したのは、この学会で監事を務め、ＪＣＯ事故で重症患者の治療に当たった東京大学名誉教授の前川和彦医師だった。

「私たちがヒアリングに答えてから、ずいぶんと時間が経ちますけど、どこまで具体的に実現できているんですか？」

前川が言うヒアリングとは、「緊急作業中の原子力施設内の医療体制確保」に向けて、二〇一五年に厚労省が谷川、長谷川、杏林大学の山口らにおこなったものだ。最前線の現場で見た経験や教訓が、どこまで体制に反映されたのかを確かめたのだった。

厚労省の担当者は「事業者が医療体制を整備し、医師に派遣要請をすることになろうかと……」と小さな声で答えた。

電気事業連合会の担当者は、〝原子力事業所内の被ばく医療体制の構築は、すべての事業者共通の課題として捉えている〟としたものの、「まだ検討中の段階です」と答えた。

原発事故で極限の対応を迫られた医師たちの気持ちを代弁するように、前川は言った。

「報告書が出てから四年経ったいますけど、これまでのあいだ、何をしてきたんですか」

前川は、この前年に東海村でおこなわれた同学会でも、同じ趣旨の質問を行政側にぶつけて、明確な回答を得られていなかった。

「検討中です」

「役割分担の議論はこれからです」

原発事故後、緊急被ばく医療に携わった医療者を中心として、制度の見直しについて、時間をかけて真摯な議論がおこなわれてきた。そして、多くの医療者たちは、制度がよりよく変わるものと信じていた。

ところが、行政側も制度の見直しの必要性をわかっていながら、未だに見直されないままの状態が続いている。厚労省と原子力規制庁との連携も不十分のままだ。被ばく医療、災害医療、救急医療の橋渡しをどうするのか。自衛隊や消防、警察など多職種連携にも課題を抱える。

原発事故は低頻度の事象であるがゆえに、その備えに対するモチベーションの維持や財政的措置等に課題を抱えている。しかし、そのような事情は、救命を求める人にとっては関係のないことだ。

緊急被ばく医療のあり方について、「いつでも、どこでも、誰でも最善の医療を受けられる」という〝命の視点〟が、前川らによって打ち出されたのは二〇〇一年にもさかのぼる。現状は、そこから後退すらしているのではないか。

この学会に参加した多くの医療者は、国の姿勢を疑問に思っている。

誰が命を救うのか――。

そのシンプルな問いに、国は原子力発電を推進してきた当事者として、答える必要がある。かつての原子力安全神話は崩壊し、もはや「想定外」は通用しない。

そして、福島の原発事故で医療者たちが突きつけられた問いは、原子力安全神話に加担してきた、私たち自身のものでもある。あのとき、何が起こったのか。何ができて、何ができなかったのか。九年前の経験から学ぶべき教訓は多い。

私たち一人ひとりが、福島の教訓をどう未来につないでいくのか、そのことが問われているのではないだろうか。

あとがき

東日本大震災が発生したとき、私は、東京・渋谷にあるＮＨＫのニュースフロアにいた。激しい揺れに襲われ、頭上からは大量のほこりが舞い散った。

すぐさま、スタジオにアナウンサーが入り、映像取材のカメラマンは、騒然とするニュースフロア内の撮影をはじめた。ニュース制作者たちは、ニュースを送出する卓に駆けつけた。フロアに設置されている天候用のライブカメラは、各地で炎が噴きあがる様子を捉えていた。

私は、状況を確認すべく、太平洋沿岸の自治体に電話をつなごうとした。だが、どこにもつながらなかった。当初、被害の状況が皆目わからなかった。

そのうち、ＮＨＫのヘリ映像が入ってきて、巨大な津波が映し出された。

「逃げてくれ」。叫び声とうめき声が、フロア中であがった。

そして、原発事故が起こった――。

その後、「ニュースウオッチ９」等で被災地を取材していた私は、二〇一五年にＮＨ

K福島放送局に異動することとなり、取材のテーマを原発事故と医療問題に定めたいと考えた。原発事故が地域社会の根幹である医療に何をもたらしたのか、きわめて重要な問題だ。しかし、震災から時間が経過しているため、正直、多くの事実は取材し尽くされていて、自分自身の役割はないのではないかとも思っていた。だが、これはまったくの誤解だった。

二〇一六年三月に放送したNHKスペシャル『〝原発避難〟七日間の記録　福島で何が起こっていたのか』では、携帯電話などのGPSやトラック情報などのビッグデータを活用しながら、震災直後の自治体や住民、そして医療者たちの知られざる動きをまとめた。この取材で、多くの医師や看護師、介護士などに話を聞いたのだが、これまで報道されてこなかった話があまりに多かったのだ。

「病院で酸素を待っている患者がいたのに屋内退避区域に業者が入ってこなかった。ドライバーは入ろうとしていたのだが、本社に止められた」

「寝たきりのおばあちゃんを残して家族が避難した。枕元に水とおにぎりを置いていたのだが、家族が戻ってこないうちに、おばあちゃんが亡くなってしまった」

事故直後は、メディアも避難していたために、現場で何が起こっていたのか、その全体像が解明されていなかった。自分の無知を恥じた。少しでも、被害の全体像を解明できればと同番組を制作したものの、放送時間が四九分と限られており、多くの要素が伝えきれずにこぼれてしまった。自分には、まだやるべきことがあるのではないか――。

そこでプロデューサーと相談し、改めて、事故直後に現場に立った医療者の視点で原発事故を記録しようと番組制作に取りかかった。二〇一六年秋のことだった。

東日本大震災と原発事故について、放射線医学総合研究所、福島県立医大、広島大学、消防庁、そしてＤＭＡＴなど、事故対応に関わった組織のそれぞれが取りまとめた報告書のすべてに目を通す。そのことから取材をはじめた。

原発事故では、〝各組織がそれぞれの現場で混ざり合いながら対応に追われた〟というのが実態だ。そこで記録の断片をつなぎあわせるように、時系列に沿って、発生した出来事に組織横断的に横串を刺すことで、当時の医療現場が置かれた最前線の状況を改めて検証しようと考えた。何度も資料を読み込むと、「書かれていないこと」が少しずつ浮かび上がってきた。

時間の許す限り、当時の緊急被ばく医療に携わった医療者に網羅的に会って、話を聞かせてもらった。その際、それぞれの医療者には、取材の理由をこのように説明した。

「そのとき、何が起こっていたのか」を当事者の目線で記録を残していくことは、数十年後に生まれてくるであろう、原発事故を直接知らない未来の子どもたちへの責任なのではないか、と。

結果として、多くの方から賛同を得られることとなった。そして、医療者たちの話は、どれも実感がこもった体温の高いものだった。

話に加えて、最前線の現場で医療者たちが記録していた写真や映像を、取材の過程で入手することができた。最前線にメディアがいなかったのだから、医療者たちの映像は、歴史的に貴重な記録だった。あのとき、医療の最前線でこんなことが起きていたのか……。

当時の空気が詰まった映像記録と突き合わせながら、改めて一〇名を超える医療者に対して長時間にわたるインタビューをおこない、事故当時の状況を聞き取った。彼らの行動と心の動きは想像が及ばないものばかりで、心を揺さぶられた。

今回の取材を通して、医師たちの証言から見えてきたのは、いわゆる「原子力安全神話」のもと、十分な体制が整備されてこなかった緊急被ばく医療の実態であった。くわえて、本書に登場する方々のすべてに共通するのは、「十分に対応できなかった」という苦悩や葛藤、そして自らの経験を未来につないでほしいという意志だった。この医療者たちの闘いを記録し、世に問いたい。プロデューサーやカメラマン、音声や音響効果、CGチーム、編集など、制作スタッフが一丸となって、強い思いで番組を制作した。

こうしてできあがったETV特集『誰が命を救うのか　医師たちの原発事故』が二〇一九年三月九日に、BS1スペシャル『緊急被ばく医療の闘い　誰が命を救うのか』(前編・後編)が二〇一九年三月一〇日に放送された。

番組の制作にあたって、取材・撮影にご協力いただいた多くの医療者の皆さま方に、心より深く感謝申し上げます。何度もお時間をいただいたにもかかわらず、ていねいに対応していただいて、感謝に堪えません。原発事故の最前線で何が起こっていたのか、多くの人々の心に刻まれることを願っています。

また番組の国際展開では、NHKの編成局展開戦略推進部と国際放送局にお世話になりました。そして、書籍化においては、論創社の谷川茂さんにきめ細かいサポートをしていただきました。

本当にありがとうございました。

二〇二〇年八月

NHK制作局第二制作ユニット　鍋島塑峰

〈参考文献〉

東京電力福島原子力発電所事故調査委員会・編『国会事故調 報告書』(徳間書店)
東京電力福島原子力発電所における事故調査・検証委員会『政府事故調　中間・最終報告書』(メディアランド)
政府事故調査委員会「ヒアリング記録」
福島原発事故独立検証委員会『調査・検証報告書』(ディスカヴァー・トゥエンティワン)
東京電力「福島原子力事故調査報告書」
放射線医学総合研究所報告書作成ワーキンググループ「東京電力福島第一原子力発電所事故への対応」
福島県立医科大学『いのちの最前線　東日本大震災の活動記録集』
福島県厚生農業協同組合連合会『双葉・鹿島そして未来へ　JA福島厚生連東日本大震災・原発事故記録集』
広島大学『東日本大震災・福島原発災害と広島大学』
小井土雄一／近藤久禎・編『東日本大震災　DMAT　全出動隊活動報告』(へるす出版)
独立行政法人国立病院機構 災害医療センター『東日本大震災における活動状況報告書』
原子力安全基盤機構『初動時の現地対策本部の活動状況』
福島県双葉地方広域市町村圏組合消防本部「消防活動記録誌　＝双葉消防の戦い＝」
消防庁「東日本大震災記録集」
日本医師会総合政策研究機構 王子野麻代「緊急被ばく医療に関する検証――福島第一原発事故の教訓を踏まえた今後の体制・対応のあり方――」
谷川攻一／王子野麻代・編著『医師たちの証言 福島第一原子力発電所事故の医療対応記録』(へるす出版)
福島県立医科大学附属病院被ばく医療班・編『放射線災害と向き合って――福島に生きる医療者からのメッセージ』(ライフサイエンス出版)
放射線事故医療研究会・編「放射線災害と医療――福島原発事故では何ができて何ができなかったのか」(医療科学社)

放射線事故医療研究会・編「放射線災害と医療Ⅱ——福島原発事故対応から見えてきたキーワード」（医療科学社）
『東京電力テレビ会議録画映像』
東京電力ホールディングス　ホームページ　https://photo.tepco.co.jp/cat3/0501-j.html
『東京電力　テレビ会議　議事録全文』
ＮＨＫホームページ　https://www3.nhk.or.jp/news/special/shinsai6genpatsu/index.html
一般社団法人日本集団災害医学会・監修『〔改訂第２版〕ＤＭＡＴ標準テキスト』（へるす出版）
船橋洋一『カウントダウン・メルトダウン』（文春文庫）
study2007『見捨てられた初期被曝』（岩波書店）
ＮＨＫ「東海村臨界事故」取材班『朽ちていった命　―被曝治療83日間の記録―』（新潮文庫）

NHK
ＥＴＶ特集「誰が命を救うのか　医師たちの原発事故」

本放送	2019年3月9日
語り	吉川晃司
資料提供	福島県立医科大学　放射線医学総合研究所
	広島大学　長崎大学
	杏林大学　福井大学
	ＤＭＡＴ事務局　東京消防庁
	陸上自衛隊　双葉厚生病院
	福島赤十字病院　日本赤十字社福島県支部
	福井県立病院　双葉地方広域市町村圏組合消防本部
	髙野甲子雄
撮影	佐藤 努
音声	中田壮広　小澤裕幸
映像技術	松田英明
映像デザイン	橋本麻江
ＣＧ制作	富澤央義
音響効果	海老原正倫
編集	下山田昌敬
ディレクター	鍋島塑峰
制作統括	矢吹寿秀　宮本康宏

第56回ギャラクシー賞テレビ部門優秀賞
第62回日本ジャーナリスト会議賞（JCJ賞）
第39回「地方の時代」映像祭2019　放送局部門優秀賞
2020 ワールド・メディア・フェスティバル（ドキュメンタリー：医学部門）金賞

鍋島塑峰（ナベシマ・ソオ）

1980年、北海道紋別市生まれ。2005年にＮＨＫ入局。ディレクターとして札幌放送局、報道局政経・国際番組部、福島放送局を経て、制作局文化・福祉番組部、2019年から制作局第２制作ユニット所属。原発事故と医療問題について、取材を続ける。制作した主な番組に、ＮＨＫスペシャル「〝原発避難〟７日間の記録　福島で何が起きていたのか」（2016年）、ＥＴＶ特集「原発に一番近い病院　ある老医師の2000日」（2016年にニューヨーク・フェスティバル国内問題カテゴリー銅賞）、ＢＳ１スペシャル「原発事故７年目～揺れる甲状腺検査～」（2017年にギャラクシー賞奨励賞）。ＥＴＶ特集「誰が命を救うのか　医師たちの原発事故」（2019年にギャラクシー賞優秀賞・日本ジャーナリスト会議ＪＣＪ賞・「地方の時代」映像祭優秀賞、2020年にワールド・メディア・フェスティバル〈ドキュメンタリー：医学部門〉金賞）など。

論創ノンフィクション 004

誰が命を救うのか　——原発事故と闘った医師たちの記録

2020年９月１日　初版第１刷発行

著　者　鍋島塑峰
発行者　森下紀夫
発行所　論創社
東京都千代田区神田神保町 2-23　北井ビル
電話　03（3264）5254　振替口座　00160-1-155266

編集協力　平山瑞穂

カバーデザイン　宗利淳一
組版・本文デザイン　アジュール
校　正　小山妙子
印刷・製本　中央精版印刷株式会社
編　集　谷川 茂

ISBN 978-4-8460-1940-2 C0036